W0180989

Silke Porath

Keine Panik vor der Panik!

Kleine Tipps gegen die große Angst
Ein persönlicher Ratgeber

SCHWARZKOPF & SCHWARZKOPF

Ich kenne keine Furcht,
es sei denn,
ich bekäme Angst.

Karl Valentin

Inhalt

Panikattacke – die erste

Die Handflächen tropfen vor Schweiß. Die Zunge pappt staubtrocken am Gaumen. Irgendwer scheint mir einen Stahlring um die Kehle gelegt zu haben. Jedenfalls geht herzlich wenig Luft in die Lungen. Dafür steigt der Puls bis an die Schmerzgrenze. Das Herz wummert von innen gegen den Brustkorb, mein Magen fährt Achterbahn. Die Knie verwandeln sich in Pudding, und weil das alles so schön ist, beginnt das Blut in den Ohren zu rauschen und vor den Augen wird es schwummerig und schwarz.

Das ist eine Panikattacke.

An meine erste erinnere ich mich noch ganz genau. Auch wenn ich damals nicht mit der kleinsten Gehirnzelle an eine Panikattacke dachte. Es war der Klassiker: Seit Wochen war da dieses Pochen und Ziehen im Backenzahn. Erst nur ein wenig und ganz kurz. Dann immer heftiger. Aber wer geht schon zum Zahnarzt, wenn es gerade noch zum Aushalten ist? Ich jedenfalls nicht.

Schließlich gibt es in der Apotheke jede Menge Salben und Tabletten – und auch die scheußlich schmeckende Nelke hilft. Bis dann … genau: das dicke Ende in Form einer dicken Backe kommt.

Schon der Anruf beim Zahnarzt war ein mehr-tägiges Projekt. Wieder und wieder bin ich ums Telefon herumgeschlichen. Habe den Hörer in die Hand genommen und zurück auf die Gabel gelegt.

An guten Tagen habe ich sogar die Nummer gewählt. Dann aber sofort wieder aufgelegt. Denn – kurios! – jedes Mal, wenn ich an den Zahnarzt dachte, hörte das Pochen im Zahn sofort auf.

An sehr guten Tagen schaffte ich es sogar, den Hörer mit schweißnasser Hand so lange fest-zuhalten, bis am anderen Ende der Leitung die Arzt-helferin drangig. Während sie ihren Begrüßungs-spruch herunterleierte, begann mein Herz zu rasen.

Meine Kehle schnürte sich zu, mein Mund war trockener als die Sahara. Irgendwer schien mir einen Strick um den Hals gelegt zu haben. Ich konnte gerade noch ein mickriges »Tschuldigung, verwählt« zwischen den nicht pochenden Zähnen hervorquetschen.

Dieses Spiel wurde bald zur Gewohnheit.

Sieben, acht Wochen lang ging das so, und hät-te mich in jener Zeit jemand mitten in der Nacht geweckt, ich hätte mich vielleicht nicht sofort an meinen eigenen Namen, dafür aber mit Sicherheit an die Telefonnummer des Dentisten erinnert (meine grauen Zellen haben diese Nummer bis heute, auch nach über 15 Jahren, gespeichert; was mir nichts mehr nützt, denn der Doktor ist längst in Rente).

Irgendwann aber kam, was kommen musste. Die Wange wurde immer dicker und ich ahnte, dass ich das Übel an der Wurzel packen musste.

Wie und wann ich es geschafft habe, den Termin zu machen und in die Praxis zu gehen, weiß ich nicht mehr. Meine Erinnerung setzt in dem Moment ein, als ich im Wartezimmer sitze. In der Luft liegt der antiseptische Arztgeruch, untermalt von einer großen Portion Angstschweiß und dem Staub, der vom aufgedrehten Heizkörper aufgewirbelt wird. Ich bin allein. Nur ich, zehn orangefarbene Plastikstühle und ein Berg abgegriffener Zeitschriften. Ich entscheide mich für ein buntes Magazin, auf dessen Titelbild eine neue Blitzdiät angepriesen wird. Einige Minuten blättere ich mich durch die Seiten und versuche zu vergessen, wo ich bin.

Dann kommt sie.

In dem Augenblick, als im Behandlungsraum der Bohrer angeworfen wird, beginnt mein Herz zu rasen. Ich registriere erstaunt, dass das Herz mehr mittig denn links liegt. Das wusste ich bis dahin nicht. Schweiß bricht aus, mir wird schwindelig, meine Ohren sausen, ich japse nach Luft, hechele wie ein Fisch auf dem Trockenen.

Mein Herz schlägt noch schneller. Noch heftiger. Herzinfarkt.

Ich habe einen Herzinfarkt.

Denke ich. Und warte darauf, dass ich vom Stuhl kippe. Exitus beim Dentisten. Was wird meine Familie auf den Grabstein schreiben?

Die Tür zum Wartezimmer fliegt auf. Herein stolpert ein Opi. Seine Backe ist noch dicker als meine. Er lächelt freundlich und im selben Moment scheint mein Herz sich selbst an die Kammern zu tippen.

Der Puls geht runter, so weit er eben runtergehen kann, wenn man darauf wartet, dass der Zahnarzt das Gebiss behandelt, und die Schweißdrüsen stellen endlich die Arbeit ein.

Das war sie. Meine erste Panikattacke.

Fast fünfzehn Jahre ist das her, und dass ich damals keinen Infarkt hatte, sondern »nur« eine Panik, weiß ich erst seit Kurzem.

An meinen Beinahe-Herztod habe ich nämlich in den folgenden Jahren nicht mehr gedacht – war ich doch schon eine halbe Stunde später um einen Backenzahn und um eine große Portion Furcht leichter. Es sollten erst noch ein weiterer entzündeter Backenzahn und viele andere abscheuliche Dinge wie die Besteigung eines Stahlturmes, das Sprechen vor vielen Menschen, der Besuch einer Party, auf der ansonsten nur fremde Leute eingeladen sind, und ein Flug auf die Kanaren folgen, ehe ich den Gedanken zuließ, dass ich nicht am Herzen leide, keine Kreislaufprobleme habe, niemals einen Hörsturz hatte, der Schwindel rein psychisch ist und dass die meisten meiner Ängste irrational und vor allem: zu besiegen sind.

Das war ein hartes Stück Arbeit.

Aber es hat sich gelohnt!

Wie ich die Panik verstehen lernte

Meine Panik – mein Freund? Auch wenn Sie es sich in diesem Moment nicht vorstellen können, eins ist sicher: Je mehr Sie die Attacken zu Ihren Feinden erklären, desto häufiger werden Sie von ihnen heimgesucht.

Ich weiß, dass eine Panikattacke alles andere als ein Spaziergang ist. Dennoch: Die Angst an sich ist Ihr Freund. Sie hilft Ihnen, Ballast abzuwerfen, Ihren Platz im Leben zu finden, sich neu zu definieren. Schwer zu glauben, wenn man meint, jeden Augenblick zu sterben; schwer zu glauben, wenn die Panik der Feind ist, der einen mit aller Macht von innen heraus zerstören will.

Aber die Macht liegt bei Ihnen – und wenn Sie der Angst die Hand reichen, werden Sie sehen, wie sie von Tag zu Tag kleiner wird.

Als Erstes hilft zu verstehen, was Angst eigentlich ist. Nämlich ein ganz natürlicher Vorgang, der schon den Mammutjägern in den Genen steckte. Wenn die, nur bekleidet mit einer Fellschürze, im Steppengras auf der Lauer lagen, dann ging es um Leben und Tod: Ich (verhungern) oder das Mammut (erlegen).

Leider ließ so ein behaarter Elefant sich nicht so einfach erbeuten wie heutzutage ein fertig verpacktes Schweinefilet aus der Kühltheke. Und dann waren da noch die Säbelzahntiger (heute: die Kollegen, die Nachbarn, der Chef) und andere bissige Viecher.

Taucht nun also Gefahr am steinzeitlichen Horizont auf, dann spannen sich alle Muskeln des Steinzeitmenschen an. Ganz sicher auch solche, von denen Herr Sapiens nicht einmal wusste, dass er sie hat. Gleichzeitig beginnt sein Herz, mehr Blut und damit Sauerstoff durch die Adern zu pumpen. Was wiederum den Muskeln hilft, wenn sie gleich zum rettenden Spurt ansetzen müssen. Zu den aktiven Muskeln in dieser Situation gehört leider auch der Schließmuskel. Beim modernen Menschen heißt das: Durchfall (und zwar über Monate, ich habe mehr als zehn Kilogramm abgenommen, Panik sei Dank). Bei Herrn Sapiens hieß das: Durchfall. Aber bei ihm hat es noch Sinn gemacht – denn mit weniger Gewicht in der Wampe konnte er deutlich schneller wegrennen.

Mammuts gibt es heute nur noch tiefgefroren, irgendwo in Sibirien.

Meine Mammuts hießen: Flugzeuge, Zahnärzte, der Gang zum Postamt, das Klingeln des Telefons … Mein Körper stand seit Jahren ständig unter Strom, Stress und Hektik waren der Normalzustand. Ich war quasi seit Jahren auf Mammutjagd.

Das Dumme an der Panik ist: Hat sie einmal erkannt, dass sie in einer bestimmten Situation zuschlagen kann, dann tut sie das immer wieder. Einmal Fracksausen im Flugzeug – immer Fracksausen im Flugzeug.

Und: Die Angst verselbstständigt sich, will wachsen, immer mehr Bereiche austesten. Kann ich Silke auch im Supermarkt an der Kasse in Panik versetzen? Klar, klappt bestens.

Also ging ich nicht mehr einkaufen.

Aber die Angst war damit nicht weg. Sie sitzt im Gehirn. Das ist wie Fahrradfahren: Wer einmal Panik »gelernt« hat, der kann sie. Für immer (schlechte Nachricht). Aber wer sie verstanden hat, der wird sie auch wieder los (sehr! gute Nachricht).

Aus einem kleinen Schrecken wird also eine gigantische Panik. Und unsere Fantasie füttert das Paniktier im Sekundentakt. Ziehen im Bauch? Kann von den Zwiebeln in der Bolognese kommen. Kann aber auch Magenkrebs sein. Die Panik entscheidet sich für den Krebs, die Alarmsignale wie Schwindel, Übelkeit, flache Atmung und Herzrasen springen sofort an. Mich hat das über viele Wochen in Todesangst versetzt. So, wie es Herrn Sapiens sicher auch geschockt hat, wenn das Mammut mit seinen riesigen Stoßzähnen direkt auf ihn zugeprescht kam.

Herr Sapiens ist dann gerannt, was die Fellschuhe hergaben.

Und auch ich rannte – zum Kardiologen. Seine Praxis war das, was einst die Höhle mit den Felszeichnungen oder später das Zelt aus Fell war. Da kam kein Mammut rein, das musste vorm Eingang warten. Heute sind es die Ärzte, welche für ein paar

Minuten oder Stunden mit Ultraschall, Stethoskop und EKG das wilde Paniktier in Schach halten. Der Befund ist grundsätzlich negativ. Also sehr positiv. Für einen Moment kann man in die sichere Höhle zurückkriechen und sich gesund fühlen. Aber seien Sie sicher: Die Panik steht vor der Praxistür, wenn Sie wieder auf die Straße treten.

Die Straße ist übrigens einer der Bereiche, in denen für den Homo sapiens des dritten Jahrtausends die gesunde Angst noch überlebenswichtig ist. Oder würden Sie unerschrocken über eine sechsspurige Autobahn rennen?

Angst, die gesunde, rettet also Leben. Und Panik ist Angst.

Nur heftiger. Viel heftiger. Panik ist Todesangst.

Das macht Ihnen Angst? Keine Bange – wenn *ich*, die ich schon immer chaotisch und nie wirklich konsequent war, es geschafft habe, mich mit meiner Panik zu arrangieren, dann können *Sie* das auch.

Vielleicht ist der eine oder andere Tipp gegen die Panik etwas für Sie. Und mit der Zeit werden Sie Ihren ganz eigenen Schlachtplan entwickeln, um aus der großen Todesangst, dem Mammut, einen vertrauten Freund, einen kuscheligen Teddybären, zu machen, und Sie sich sagen können: »Halt, wenn du jetzt weitergehst, dann tut es dir nicht mehr gut.«

Heute bin ich meiner Panik dankbar. Denn ohne sie hätte ich so weitergemacht wie all die Jahre zuvor: zu viel Kaffee, zu wenig Schlaf, zu viel Arbeit, zu wenig Bewegung. Zu viele Pflichten, zu wenig Freude und zu wenige Freunde. Dann, da bin ich sicher, hätte ich wirklich eines Tages einen Herzinfarkt bekommen. So aber war es »nur« ein Burn-out. Und die Panik meine innere Notbremse.

Meine Erfahrungen auf dem Weg zurück in ein »normales« Leben gebe ich gern weiter. Ich hoffe, das eine oder andere hilft Ihnen und bringt Sie an den Punkt, an dem ich heute bin. Und der heißt: »Keine Panik vor der Panik!«

Silke Porath,
im Januar 2012

1

Der starke Helfer

Während der Arbeit an meinem zweiten Roman (als hauptberufliche Autorin heißt das für mich: Heimarbeit) habe ich keine Nacht länger als vier, fünf Stunden geschlafen. Mit Matsch im Kopf bin ich durch die Vormittage geschlittert, mehr als einmal musste ich mich vor lauter Schwindel beim Kochen an der Herdkante festhalten.

Nur mit einer ausgiebigen Siesta habe ich den Tag überstanden – dem Himmel sei Dank für die Erfindung des Fernsehers. Meine Kinder habe ich in dieser Zeit vor der Mattscheibe geparkt. Danach Kinderbespielprogramm, Abendessen, und kaum war Ruhe im Haus eingekehrt, habe ich den PC wieder hochgefahren. Getippt bis ein, zwei Uhr nachts. Manchmal länger. Das ging über ein Jahr so. Und konnte nicht gut gehen.

War ich bei Freunden eingeladen, packte mich spätestens um 21 Uhr die Unruhe. Wie verschwendet kam mir jede einzelne Stunde vor, die ich bei einer Party saß. Was hätte ich in dieser Zeit alles tippen können!

Urlaub? Wir waren in Holland und zum Glück war das Wetter mies.

Keine Ausflüge, Nieselregen, kalter Wind.

Jeden Tag der zwei Wochen verbrachte ich mehrere Stunden mit meinem Manuskript, las Korrektur, machte Anmerkungen. Meine Familie machte Ferien, Mama saß in der Stube und arbeitete.

Irgendwann war das Buch fertig. Gedruckt. Die erste Buchpräsentation, Lesereisen. Stets begleitet von einem flauen Gefühl im Magen, Schwindel im Kopf und der inneren Stimme, die sagte: Schreib was Neues, mach schon, vergeude nicht deine Zeit!

Das Rauschen in meinen Ohren wurde lauter und lauter. Ich habe es ignoriert. Irgendwo hatte ich gelesen, dass sich so ein Hörsturz anfühlt. Und dass man dagegen eigentlich sowieso nichts machen kann.

Mein Immunsystem ging in den Keller. Kaum eine Woche, in der ich nicht mit Triefnase oder Fieber durchs Leben getappt bin. Irgendwann pfiff ich auf dem letzten Loch. Mein Hausarzt verordnete mir Antibiotika.

Einen halben Tag legte ich mich auf die Couch, dann schienen schon die Medikamente anzuschlagen. Ein halber Tag ohne Arbeit!

Wie viel ich nachzuholen hatte … Rasch Nudelwasser fürs Mittagessen aufsetzen, zwischendurch Notizen machen, dann in die Waschküche rennen, die Wäsche aus dem Trockner nehmen.

Als es passierte, wollte ich gerade ein Unterhemd meiner Tochter zusammenlegen: Mein Herz begann zu rasen, ich schnappte nach Luft. Alles drehte sich, der Wäscheberg verschwamm vor meinen Augen zu einer bunten schwankenden Masse. Meine Knie gaben nach und ich hangelte mich zum Sofa.

Dort fand mein Mann mich, als er eine Viertelstunde später mit den Kindern nach Hause kam.

»Mit mir passiert irgendwas.« Ich heulte. Schnappte nach Luft. Fühlte diesen Ring um meine Brust. Die Übelkeit.

»Ich vertrag die Medikamente nicht«, schrie ich meinen Mann an. »Ich hab einen Herzinfarkt! Hol einen Arzt!« Meine Kinder wichen entsetzt zurück. In der Küche sprudelte das Nudelwasser über. »Und meine Mutter«, hechelte ich. Ich wollte nicht sterben, ohne dass meine Mutter bei mir war. Mein Mann hetzte zum Telefon. Er rief einen Krankenwagen und danach meine Mutter und meinen Hausarzt an. Der traf zwei Minuten nach dem Notarzt ein.

Die Sanitäter hatten mich mit einem Blutdruckmessgerät verkabelt und wollten eben die Trage holen, um mich in die Notaufnahme zu karren. Der Hausarzt horchte meine Brust ab: »Mit Ihrem Herzen ist alles in Ordnung.« Als er den Krankenwagen fortschickte, war ich entsetzt. Das Letzte, was ich sah, bevor die Beruhigungsspritze wirkte, war meine Mutter, die zur Haustür hereintaumelte.

Am selben Abend, nach einem ausgiebigen Schlaf, war ich hellwach. Und noch am Leben. Eingewickelt in eine Kuscheldecke lag ich auf dem Sofa und versuchte, meinem Mann (und vor allem mir selbst) klarzumachen, dass ich mir die Übelkeit, das Herzstolpern und den Schwindel nicht eingebildet hatte. Das »Da ist nichts« des Arztes konnte und wollte ich nicht akzeptieren.

»Ich bin doch nicht irre«, sagte ich immer wieder. Wie ein Mantra. »Ich bin nicht irre, ich bin nicht irre, ich bin …«

Und mein Mann erwiderte: »Nein, du bist nicht irre.«

Auch ihm wurde dies zum Mantra. Sei es, weil er mich beruhigen wollte – sei es, weil er selbst an eine gesunde Frau an seiner Seite glauben wollte.

Die Übelkeit kam nicht wieder. Für mich war damals glasklar, warum nicht: Ich hatte trotz Abraten des Arztes die Antibiotika abgesetzt. Denn ich war mir sicher, dass das, was ich erlebt hatte, nur eine allergische Reaktion auf das Medikament sein konnte. Mein Arzt war anderer Ansicht. Diese Art von Nebenwirkungen, sagte er, gäbe es bei diesem Medikament nicht.

Ich machte einen Termin bei einem anderen Arzt, diesmal bei einem Professor. Der residierte in einem beeindruckenden Büro. Er saß hinter einem massiven Schreibtisch in einem riesenhaften Lederstuhl, der ihn samt weißem Kittel glatt zu verschlucken schien.

Ich hielt dem Professor die Medikamentenpackung unter die Nase. Schilderte meine Symptome. Hier ein Nicken, dort ein Räuspern der Koryphäe. Schließlich griff er, begleitet von meinem selbstsicheren Lächeln, hinter sich ins Regal und holte einen beeindruckend dicken, rot eingebundenen Folianten hervor.

»Sehen Sie, ich bin nicht verrückt«, verkündete ich triumphierend. Der Professor blätterte, räusperte sich, blätterte weiter.

Er nahm ein zweites, dieses Mal ein grünes, Buch zur Hand.

Um mir nach etwa zehn Sekunden zu sagen: »Was Sie erlebt haben, wird nirgendwo in der Literatur bestätigt.«

»Dann bin ich eben ein Präzedenzfall«, sagte ich. Allerdings mit deutlich weniger Triumph in der Stimme.

»Das glaube ich nicht«, sagte der Professor. »Haben Sie schon einmal daran gedacht, dass Sie unter einer Angststörung leiden?«

»Ich. Bin. Nicht. Verrückt.«

»Das sage ich auch nicht, aber allein Ihre verkrampfte Körperhaltung, wie Sie hier sitzen, und die körperlichen Symptome …«

»Ich! Bin! Nicht! Irre!«

»Sie sollten einen Psychologen zurate ziehen«, sagte der Professor, milde lächelnd. Ich sagte nichts mehr.

Ich verdrängte dieses Gespräch und versteifte mich in den kommenden Monaten darauf, dass ich unter einer Medikamentenunverträglichkeit der extrem seltenen Art litt. Wann immer ein Schnupfen in der Luft lag, griff ich zu heißer Zitrone und Hustenbonbons. Keine Chemie, keine Antibiotika. Was ich mit einer üblen Bronchitis büßte. Doch trotz des Verzichts auf jegliche Pharmazeutika wurde mein Schwindel immer heftiger. Immer öfter bekam ich scheinbar keine Luft, schien der Boden unter meinen Füßen wackliger zu sein als die Bohlen eines Hochseedampfers.

Der Schwindel und die Übelkeit kamen bei Partys, die ich – mit der Ausrede, nur mal eben eine Zigarette rauchen zu wollen – beinahe komplett an der frischen Luft und abseits anderer Menschen verbrachte.

Sie kamen bei der Post, wenn ich in der Schlange stand. Gegen die Anzeichen eines vermeintlichen Herzinfarkts ankämpfend, sah ich dann auf die Uhr und stürzte mit den Worten »Oh, so spät schon« aus der Schalterhalle. Die Briefe und Päckchen nahm ich wieder mit nach Hause.

Sie kamen beim Metzger. Der Fleischer meines Vertrauens möge mir verzeihen, dass ich monatelang nicht bei ihm eingekauft habe. Ich konnte nicht. Denn an jenem Montag, dem 19. Juni 2006, starb ich so heftig, dass ich meinte, in die Auslage neben die Schnitzel zu fallen.

Was ich gekauft habe? Wie ich bezahlt habe und wie ich nach Hause kam? Ich weiß es nicht mehr.

Offenbar habe ich noch gekocht. Und meine Kinder nach dem Essen ins Auto gepackt, um mit ihnen zum vereinbarten Termin beim Kinderarzt zu fahren. Doch auf der Fahrt legte sich der eiserne Ring um meine Brust, alles verschwamm und ich konnte nicht anders – statt des Kinderarztes steuerte ich die Praxis meines Hausarztes an.

Stolpernd und schwankend, meine verwirrten Kinder im Schlepptau, taumelte ich in die Praxis.

Die Arzthelferin bettete mich auf eine Liege, die für mich damals eher einer Bahre gleichkam. Panik stieg in mir auf, meine Kinder starrten mich mit offenen Mündern und weit aufgerissenen Augen an. Dann kam der Arzt. Als ich das Stethoskop an seinem weißen Kittel baumeln sah, brach ich in Tränen aus. Schnappte nach Luft. Und würgte die Worte hervor, mit denen ich schließlich meinen Kampf gegen das Mammut begann: »Ich gebe es zu, ich habe eine Panikattacke!«

Vom Arzt bekam ich dafür ein wohlwollendes Nicken, eine Beruhigungsspritze und die Überweisung zum Nervenarzt.

Die folgenden drei Wochen erlebte ich im Halbschlaf, wenn überhaupt. Die Psychopharmaka, diese kleinen rosa Pillen, hatten mich derart sediert, dass ich nicht einmal dazu in der Lage war, mir die Zähne zu putzen (mein armer Mann) oder mich zu duschen (meine arme Familie). Aber, Leber sei Dank, irgendwann hatte mein Körper sich so weit an die Müdemacher gewöhnt, dass ich wieder aufstehen konnte.

Ich weiß mittlerweile, wie schwer es ist, einen guten Psychologen zu finden. Wie beinahe unmöglich es ist, überhaupt einen Therapeuten zu bekommen, der einen freien Platz hat. Was ich also hatte, war unverschämtes Glück.

Nicht nur, dass ich rasch zum Erstgespräch gehen durfte, ich bekam auch sofort weitere Stunden, die Chemie zwischen mir und dem Therapeuten stimmte und es war die richtige Therapie für mich und mein Mammut: eine Verhaltenstherapie.

Wie auch immer Sie es anstellen, setzen Sie Himmel und Hölle, und wenn es gar nicht anders geht, auch das Fegefeuer in Bewegung, um eine Therapie machen zu können.

»Ich und ein Psychologe? Nie!« – Das dachte ich. Jahrelang.

Schließlich ahnte ich, wie es beim Seelenklempner zugeht: Da steht eine Couch, manchmal auch ein Liegesessel. Der Psychologe hat ein Klemmbrett auf dem Schoß, auf dem er lustige Kringel malt, seine Einkaufsliste schreibt oder Kreuzworträtsel löst. Auf der Liege (oder im Sessel) ein Irrer, der Rotz und Wasser heult, jedes noch so kleine Detail aus seinem Leben erzählt, an den Fingernägeln kaut, mit wirrem Blick und wirren Worten. Das dauert eine Stunde, dann schreibt der Therapeut die Rechnung und der Irre wird wieder auf die Menschheit losgelassen.

Mein Therapeut hat tatsächlich ein Klemmbrett. Und zwei bequeme Sessel. Vor denen stellte mein Mann mich bei der ersten Sitzung ab, denn meine Knie zitterten dermaßen, dass ich den Weg vom Auto in den dritten Stock allein nicht ohne imaginären Herzanfall geschafft hätte.

Als Erstes schickte der Therapeut meinen Mann weg. Ich brach innerlich ein Stück weiter zusammen, als ich es ohnehin schon war. Nun waren wir nur noch zu dritt: ich (die Irre), mein Mammut (die Panik), das Klemmbrett (der Therapeut). Ich musste diesem wildfremden Menschen schildern, was genau in mir vorgeht. Das wollte ich nicht, denn das leiseste Denken an die Symptome einer Panikattacke reichte schon aus, um mich komplett in Angst zu versetzen. Da waren sie dann auch prompt, alle Anzeichen: Mein Herz begann zu rasen, ich rang nach Luft, mein ganzer Körper kribbelte.

»Ich brauche einen Arzt«, wollte ich rufen.

Doch der Therapeut schien taub und blind zu sein. Scheinbar ungerührt beobachtete er mein Sterben. Noch schlimmer: Er verlangte von mir, die ich eben den akuten Herztod starb, dass ich aufstehe und ganz bewusst hyperventiliere.

Ich: »Das kann ich nicht.«

Er: »Doch, das können Sie.«

Ich: »Nein, dann wird mir schlecht.«

Er: »Ich weiß, das soll es auch.«

Ich: »Und dann falle ich um.«

Er: »Das kann passieren.«

Ich: »Ich habe aber Angst davor.«

Er: »Ich nicht.«

Ich: »Nein, das kann ich nicht.«

Er: »Sie machen das jetzt.«

Ich: »Nein!«

Er: »Sie! Machen! Das! JETZT!«

Ich schließe die Augen. Sofort wird mir schwindelig, dabei atme ich scheinbar noch ganz normal. Noch einmal fordert der Therapeut mich auf, so schnell und hektisch zu atmen, wie ich nur kann. Ich beginne langsam, dann denke ich: Dem werde ich es jetzt aber zeigen! Ich hechele, schnappe nach Luft. Mir wird schlecht. Alles dreht sich, Panik steigt hoch. Voller Angst reiße ich die Augen auf.

»Weiter! Weitermachen!«, brüllt mein Therapeut. Ich hechle weiter, die Panik wird größer, mein Kopf droht zu zerspringen. Der Therapeut feuert mich an, als ob ich ein Läufer auf der Zielgeraden wäre. Weiterhecheln, weiter …

Mir wird schwarz vor Augen. Mit einem Schlag höre ich auf zu atmen, klammere mich an der Lehne des Sessels fest.

Mit dem ersten tiefen Atemzug lockert die Panik ihren eisernen Griff um meine Brust. Sie wird kleiner und kleiner.

»Sehen Sie«, sagt mein Therapeut, »Sie selbst haben es in der Hand, wie groß die Angst wird.«

Erschöpft und staunend starre ich ihn an.

Wie so oft in den kommenden Monaten: Wieder und wieder bringt er mich dazu, mich genau den Situationen auszusetzen, die mir Angst machen.

Ich hasse ihn dafür, dass er mich zwingt, zur Post zu gehen und mich in die Schlange zu stellen. Ich könnte ihn dafür erschlagen, dass er von mir fordert, im Supermarkt an der Kasse so lange alle anderen vorgehen zu lassen, bis meine Panik abebbt. Ich wünsche ihm Pest und Cholera an den Leib, als er mich, die ich doch einen schweren Herzfehler habe, auffordert, bei einer akuten Panik joggen zu gehen.

Ich denke, er weiß das. Und ich denke, er weiß auch, dass ich ihn und die Verhaltenstherapie mehr und mehr zu schätzen lernte – denn mit jeder Situation, die ich trotz Panik bestand und die ich dann angstfrei wieder und wieder ganz bewusst erlebte, wurde das Mammut kleiner.

Es gab aber auch Situationen, da half nichts, was mein Therapeut mir bis dahin beigebracht hatte.

Weder die progressive Muskelentspannung nach Jacobson (dazu später mehr) noch die Umlenkung der Gedanken. Manchmal schien die Panik mich aufzufressen. In jenen Momenten durfte ich ihn anrufen. Und wenn er konnte, dann kam er sogar zu mir nach Hause.

Er zerrte mich dann in den Wald, der hinter dem Haus beginnt, und ließ mich auf dem Waldweg rennen, bis meine Raucherlunge auf dem letzten Loch pfiff. Ließ mich ganz still stehen, den Vögeln und dem Knirschen morscher Äste lauschen.

Nach und nach wird er, den ich zu Beginn der Therapie nicht verstehen konnte (warum muss ich genau die Dinge tun, die mir Angst machen?), zu einem starken Partner bei meiner Jagd auf das Mammut. Auch wenn diese »Partnerschaft« mehr als einmal auf eine harte Probe gestellt wurde.

Die schlimmste »Beziehungskrise« haben wir an einem Nachmittag im Winter erlebt.

Drei Wochen zuvor hatte mein Therapeut angekündigt, dass es wieder einmal an der Zeit wäre, eine meiner zahlreichen Begleitängste anzugehen.

Die Höhenangst sollte es dieses Mal sein. Die hatte sich über die Jahre vom simplen Respekt allzu großer Höhe gegenüber zu einer massiven Angst gesteigert. Allein der Gedanke daran, dass eines meiner Kinder mit der Schulklasse gemeinsam auf den Glockenturm stieg, spornte meine Schweißdrüsen zu Höchstleistungen an. Und nun ich selbst …

Wenn Sie jemals hier in der Gegend Urlaub machen, dann fragen Sie sich zum »Lembergturm« durch. Genau der ist nämlich der Schauplatz eines meiner schlimmsten Erlebnisse.

Es begann schon auf dem Weg dorthin: Ich war ein nervliches Wrack, allein der Gedanke, heute einen 56 Meter hohen Stahlturm zu besteigen, brachte mich dem Sarg gefährlich nahe.

Und was tat mein Therapeut? Er verlangte von mir, dass ich selbst fahre. Er nahm gemütlich auf dem Beifahrersitz Platz.

Meinen Nerven half in diesem Moment nur eines der sehr (!) scharfen Ingwerbonbons, die ich stets in der Mittelkonsole liegen habe. Glauben Sie mir – ich habe meinem Beifahrer ohne Hintergedanken auch eines angeboten. Dass er angesichts der Schärfe nach Luft schnappte, war mir in diesem Moment ein inneres Olympia! (Verzeihung, lieber Therapeut.)

Um zum bösen Turm zu gelangen, muss man auf einem Parkplatz für Wanderer das Fahrzeug abstellen. An jenem Tag parkten dort auch jede Menge Nordic Walker und am liebsten hätte ich sie gebeten, mich mitzunehmen, mich zu entführen … alles, nur nicht auf den Turm.

Mein Herz hatte mehr als zweihundert Sachen drauf, mein Puls war am Anschlag – und wir hatten noch nicht einmal mit dem Marsch auf den Berg begonnen. Als ich mir die Mütze aufsetzen und die Handschuhe überstülpen wollte, sagte mein Therapeut, dass ich die wohl nicht brauchen würde. Nein? Wenn selbst der Atem als weiße Wölkchen in der Luft schwebt? Ich glaubte ihm nicht, ahnte aber zehn Minuten später, was er gemeint hatte.

Mir lief der Schweiß in Strömen unter dem Fleecepulli, als wir eine gefühlt senkrechte Wand mitten im Wald bestiegen. Ein gerade mal zwei Fuß breiter Weg schlängelte sich über Wurzeln und Steinbrocken den Berg hinauf. Bereits nach der Hälfte war ich völlig aus der Puste. Und dazu kam die Panik, die mit jedem Schritt, den ich weiter nach oben kletterte, größer und größer wurde. Genau in dem Moment, als ich dachte, meine Lunge sprengt sich durch den Brustkorb, waren wir oben. Zwei, drei Büsche noch und dann sah ich ihn: den Turm.

Stellen Sie sich den Eiffelturm vor. Nur etwas kleiner und mit Holztreppen zwischen den Stahlträgern. Vielleicht können Sie dann auch nachempfinden, wie ich mich fühlte.

»So, dann wollen wir mal«, trällerte mein Therapeut. Ja, ich wollte auch – und zwar auf der Stelle umdrehen und durch den Wald zurück zum Auto rennen. Was hatte er mir beigebracht? Tief in den Bauch atmen? Die Hände zu Fäusten ballen, bis es schmerzt?

Ich wusste es nicht mehr. Nichts wusste ich mehr in dem Moment, als er mich auf die erste Treppe des Turmes zuschob. Die Holzstufen der Treppe waren voller Eis und ich klammerte mich mit meinen schweißnassen Händen an das eiskalte Stahlgeländer. Die Treppe schien kein Ende zu nehmen und als wir den ersten Absatz erreicht hatten, klammerte ich mich an das Geländer.

Meine Knie schienen nachzugeben und ich blickte voller Sorge hinauf in das Stahlgerüst. Es ragte endlos, fragil und rostig in den grauen Winterhimmel empor.

»Das kann ich nicht«, presste ich hervor und wollte mich umdrehen. Nichts wie runter! Aber mein Therapeut versperrte mir den Weg.

»Weiter, Sie schaffen das.«

Hätte ich einen Becher Sahne in der Hand gehabt, er wäre nach zwei weiteren Treppenabsätzen zu Butter geschüttelt gewesen.

Immer wieder hielt ich an, immer wieder wollte ich umdrehen. Doch mein Therapeut war ohne Gnade. Und als wäre das nicht genug gewesen, wies er mich zudem immer dann, wenn ich dachte: »Gut, du schaffst das doch«, auf eine rostige Stahlstelle oder ein loses Brett hin. Meine Gedanken stellten ihren Dienst ein. Ich weiß bis heute nicht, wie ich es nach oben schaffte – aber ich kam tatsächlich auf der Aussichtsplattform an.

Mir war speiübel, ich hatte Angst. Meine Hände schmerzten, so fest klammerte ich mich an das Geländer.

»Kann ich jetzt wieder runter?«, flehte ich meinen Therapeuten an.

»Nein«, sagte der und schickte mich auf einen Rundgang. Bei der ersten Umrundung der Plattform durfte ich mich noch am Geländer festhalten. Beim zweiten Mal schon nicht mehr.

Und was passierte? Nichts – ich fiel nicht hinunter, rutschte nicht durch die Bohlen. Also gut, eine dritte Runde noch, auf recht sicheren Beinen. Dann aber schnell hinunter …

Doch mein Therapeut hatte etwas anderes vor.

»Er oder ich«, schoss es mir durch den Kopf, als er mir befahl, mich auf die unterste Querstange des Geländers zu stellen.

»Ich«, dachte ich, als ich schwankend da oben stand und er sagte, ich solle nun loslassen.

Was geschah?

Nichts. Nichts Schlimmes. Im Gegenteil: Etwas in mir wurde viel, viel kleiner – meine Panik schien zu verschwinden.

Und dann hatte ich zum ersten Mal den Mut, mir die Landschaft anzuschauen. Wir waren höher als die mächtigen Tannen.

Der Blick reichte bis zum Horizont. Winzig wie Spielzeug bei einer Modelleisenbahn wirkten die Häuschen da unten im Tal.

Genau in dem Augenblick, als ich begann, den Ausblick zu genießen, zerrte und rüttelte mein Therapeut am Geländer.

Der Turm begann zu schwingen und zu schwanken. Eine Millisekunde später war die Panik wieder da. Doch sie blieb nicht lange: Was schwingt bricht nicht, dachte ich mir, und tatsächlich blieb der Turm genauso aufrecht auf seinen Stahlbeinen stehen wie seit über hundert Jahren.

Beim Abstieg merkte ich erneut, wie weit oben wir gewesen waren.

Welch Glücksgefühl, als ich endlich die gefrorene Erde wieder unter meinen Stiefeln spürte. Und was für eine Beziehungskrise, als mein Therapeut mir befahl, denselben Weg wieder zu gehen. Allein.

Aber ich ging. Nicht nur einmal, sondern drei Mal.

So lange, bis er unten zu frieren begann, während ich in luftiger Höhe die Arme ausbreitete und in wildes Jubelgeschrei ausbrach.

Wenn ich heute gezwungen bin, irgendwo hochzusteigen, dann erinnere ich mich an diesen Moment: die Freiheit da oben, und unten, ein kleiner Punkt nur, mein starker Partner.

Und in ähnlichen Situationen frage ich mich, was er wohl verlangen würde. Unsere »Beziehung« ist mittlerweile beendet. Meine Therapie ist vorbei.

Aber geblieben ist mir, wie bei einer langjährigen guten Freundschaft, das Wissen, das er mir weiter-gegeben hat – und die vielen kleinen Schritte, die ich machte, wann immer er scheinbar Unmögliches verlangte.

Allein hätte ich mich das niemals getraut. Ohne einen starken Partner ist es nicht möglich, die Panik dauerhaft loszuwerden. Mein erster und wichtigster Rat ist daher: Stellen Sie sich genau den Dingen, die Ihnen Angst machen. Aber tun Sie das nicht, wenn Sie keinen starken Partner – keinen Therapeuten – an Ihrer Seite haben. Er ist es, der Ihnen den ersten und damit wichtigsten Schubs gibt. Alle anderen Schritte klappen dann irgendwann von ganz allein.

Mein Tipp

Lassen Sie sich helfen – ein guter Therapeut und ein verständnisvoller Hausarzt sind die halbe Miete!

2.

Die starke Truppe

Natürlich bin ich zu spät dran. Ich bin immer zu spät dran. Egal, wie früh ich damit beginne, mich anzuziehen. Es ist wie ein Fluch. Wann immer ich einen Termin habe, komme ich zu spät.

Und so haste ich nun mit einem Zeitungsausschnitt in der Hand durch die stillen Gänge des Gemeindehauses. Noch einmal überfliege ich den Bericht, in dem eine Frau ankündigt, dass sie heute eine Selbsthilfegruppe für Menschen mit Panik, Depressionen und Angststörungen gründen will. Ich fühle mich wie der letzte Steinzeitmensch – ich kann mir nicht vorstellen, dass es von meiner Sorte noch mehr geben soll.

Mit klopfendem Herzen öffne ich jene Türe, aus deren Oberlicht ein heller Strahl in den dunklen Flur dringt.

Ein Dutzend Frauen und Männer sitzen auf Stühlen im Kreis und sehen mich an. Schnell murmle ich eine Entschuldigung und mache die Tür wieder zu. Das war der falsche Raum, die sehen ja alle ganz normal aus. Also tapere ich weiter durch das Gebäude, aber alle anderen Türen sind verschlossen. Also doch? Die erste Tür? Während ich mich noch frage, ob ich mich im Datum oder dem Ort geirrt habe, klopfe ich erneut zaghaft an.

»Ist das hier die Gruppe?«, flüstere ich und zwei Dutzend Augen sehen mich an. Eine Frau mit wunderschönen schwarzen Haaren steht auf und bittet mich mit einem breiten Lächeln, auf einem der Stühle Platz zu nehmen. Der Mann neben mir nickt freundlich, als ich mich setze.

Vielleicht ist das doch der Gebetskreis?, denke ich und mustere die Menschen, die um das auf dem Boden aufgestellte Kerzenmeer sitzen.

Ich bin hier falsch.

»Mein Name ist Heike«, sagt nun die Frau mit dem schwarz glänzenden Haar. »Ich leide an Angst und Panikattacken.«

Diese Frau? Mit den strahlenden Augen? Den sorgfältig ausgewählten Schuhen? Nie im Leben, denke ich. Doch dann stellen sich die Menschen reihum vor und ich beginne zu begreifen: Hier bin ich richtig. Und: Ich bin nicht allein. Vielen geht es so wie mir.

Eine warme Welle breitet sich in meinem Magen aus, und als ich an der Reihe bin, würde ich am liebsten heulen. Ich ahne, dass ich hier einen Platz für mich finden werde. Zum ersten Mal sehe ich vor mir, was in der Literatur als die »häufigste psychische Erkrankung« beschrieben wird: Ich sehe Menschen, die an Panik, Angst und Depressionen leiden. Wie ich. Wie viele wir sind!

Da sitzen Lehrer und Schlosser neben Sekretärinnen und Altenpflegerinnen. Geschiedene Männer neben glücklich verheirateten Frauen. Junge Menschen neben Senioren.

Ich fühle mich so gut wie lange nicht an diesem Abend.

Viele in der Gruppe sind alte Hasen in der Psychotherapie und haben bei zahlreichen Klinikaufenthalten Erfahrungen mit Gruppengesprächen gemacht. Ihnen höre ich zu. Und merke, wie Stück für Stück meine Vorurteile zu bröckeln beginnen.

Gruppentherapie? Das war in meiner Vorstellung ein Haufen Bekloppter, die im Kreis hocken und aus nichtigem Anlass zu heulen anfangen. Man sieht so was ja immer im Fernsehen, in Comedyshows etwa, und der Zuschauer zu Hause auf dem Sofa lacht Tränen.

Der Moment, vor dem ich Bammel hatte, kommt bereits am zweiten Abend: Eine Teilnehmerin bricht in Tränen aus. Heult Rotz und Wasser. Keiner lacht. Ich auch nicht. Es ist ganz normal, dass sie weint. Es ist gut so und befreiend. Für sie und für die ganze Gruppe. In diesem Moment bricht bei mir ein Damm.

Ich merke, wie die Anspannung, die sich gerade zu einer Panikattacke steigern wollte, nachlässt. Die anderen trösten, auch mir fallen Dinge ein, die der weinenden Frau vielleicht weiterhelfen können. Ich fühle mich gut, als ich nach Hause komme.

Beim nächsten Treffen ist dann alles anders. Schon auf der Hinfahrt macht mein Herz Kapriolen. Ich bekomme kaum Luft und der Raum dreht sich, als ich mich auf den Stuhl plumpsen lasse.

Wie immer gibt es zu Beginn die »Blitzrunde«, jeder sagt in ein, zwei Sätzen, wie es ihm geht.

»Mir geht es ganz beschissen«, sage ich. Die Frau neben mir legt den Arm um mich.

»Dann erzähl es uns«, sagt sie. Und ich erzähle. Dass ich Schnupfen habe und deswegen Nasentropfen benutze. Dass ich die möglichen Nebenwirkungen in der Packungsbeilage gelesen habe. Und dass ich seitdem denke, jeden Moment ins Koma zu fallen.

Keiner lacht.

Alle hören zu.

Ich bin dankbar. Mit jedem Wort, das ich spreche, wird meine Panik kleiner. Natürlich kann ich auch meinem Mann von meiner für gesunde Menschen irrationalen Angst vor Nebenwirkungen erzählen. Auch er hört zu. Doch ich weiß, dass ich ihn damit belaste – und dass er, trotz allem Verständnis und aller Geduld, nicht ganz nachvollziehen kann, was in meinem Hirn vorgeht.

Meine Gruppe kann das. Hier muss ich niemandem erklären, warum es mir schlecht geht. Es genügt zu sagen, dass es so ist. Und das tut verdammt gut.

Mittlerweile freue ich mich schon im Voraus auf die wöchentlichen Treffen. Vieles von dem, was ich bis dahin erlebe, an Ängsten, aber auch an schönen Dingen, sperre ich in eine extra Ecke meines Gedächtnisses und öffne diese Schublade erst an diesem Abend. Das entlastet meinen Alltag, meine Familie und meine Freunde.

Eine Selbsthilfegruppe zu finden, die zu einem passt, ist nicht ganz einfach. Ich hatte, wie so oft in meiner schlimmsten Zeit, mehr Glück als Verstand. Aus den Mitgliedern der Gruppe sind Freunde geworden. Wir treffen uns auch außerhalb des geschlossenen Raumes, machen gemeinsame Unternehmungen oder sind einfach da, wenn es jemandem ganz, ganz schlecht geht.

Wenn es bei Ihnen keine Gruppe gibt – dann gründen Sie selbst eine. Hilfe und Unterstützung finden Sie bei Ihrer Kreisverwaltungsbehörde und den Krankenkassen. Psychologe müssen Sie nicht sein, wenn Sie eine Gruppe ins Leben rufen. Denn Selbsthilfegruppen ersetzen keine Therapie. Sind aber, wie mein Therapeut betont, mindestens so viel wert wie eine Sitzung in seiner Praxis (stimmt!). Und um Mitgliederzahlen brauchen Sie sich auch keine Gedanken zu machen. Wir sind so viele ...

Mein Tipp

Suchen Sie sich eine Selbsthilfegruppe. Die Menschen dort wissen, wovon Sie reden. Denn Sie haben alle dasselbe Problem. Adressen finden Sie übrigens auch über die örtlichen Krankenkassen.

3

Die Notrufnummer

Die Eins-Eins-Zwei können Sie auch wählen, wenn ein Brand Sie aus dem Tiefschlaf holt. Die Eins-Eins-Null fällt Ihnen selbst dann ein, wenn eine der fiesen Gestalten, die sonst nur bei *Aktenzeichen XY* zu sehen sind, mit einer Wumme in der Hand vor Ihnen steht. Genau so eine Nummer brauchen Sie auch bei Mammut-Kummer. Eine Panik-Notrufnummer. Leider gibt es kein offizielles Notruftelefon für Panikpatienten. Also müssen Sie sich Ihren Telefonseelsorger selbst suchen.

In meinem Fall ist das ein lieber Freund, den ich sowohl während der Arbeit als auch mitten in der Nacht anrufen darf. Seine Nummer habe ich im Kurzwahlspeicher ganz oben abgelegt, denn wenn die Panik zuschlägt, kann ich mir beim besten Willen keine Handynummer mehr merken. Dann habe ich genug damit zu tun, gegen meine Todesangst anzukämpfen.

Reden hilft. Immer. Auch bei einer akuten Panik. Bei mir wird eine Panik immer dann ausgelöst, wenn ich etwas vermeintlich nicht Normales an oder in meinem Körper bemerke. Ein verspannter Nacken? Kann auf einen Gehirnschlag hindeuten. Ein Stechen in Rippennähe? Die Lunge könnte kollabieren. Taube Gesichtshälfte nach dem Mittagsschlaf? Ein Schlaganfall oder eine beginnende Gesichtsrose.

In meinem Kopf läuft automatisch ein Scan-Programm ab. Etwas nicht ganz Normales gibt es immer zu entdecken und etwas, das zur Symptomatik einer tödlichen Erkrankung gehört, auch. Dann drehen sich die Gedanken, die Angst wird größer und größer, steigert sich. Bis zur Todesangst.

Dann hilft es mir, wenn ich zum Telefonhörer greifen und reden kann. Manchmal schildere ich meine Symptome und mein Freund (der zum Glück mal Medizin studiert hat) beruhigt mich mit seinem Fachwissen. Oder ich sage nichts Diesbezügliches, sondern kämpfe mit Plaudern und Plauschen gegen die Angst an. Dass mir nicht nur langweilig ist, hört mein Telefonseelsorger an meiner Stimme. Dann erzählt er mir Witze, fragt mich Dinge, auf die ich mich konzentrieren muss. Zwanzig Minuten dauert ein Panikanfall, höchstens. Das hat Mutter Natur so eingerichtet.

Mit dem Telefonhörer in der Hand geht es meistens schneller vorbei.

Natürlich rufe ich nicht beim kleinsten Zipperlein an. Und die meisten Attacken meistere ich selbst. Aber es tut unendlich gut zu wissen, dass da jemand ist, der mir zuhört. Egal zu welcher Uhrzeit und egal an welchem Ort.

Mit den Monaten hat sich mein Notruf-Telefonbuch erweitert. Seit ich in der Selbsthilfegruppe bin, kann ich auch diese Nummern wählen.

Und auch ich werde angerufen von Mitgliedern der Gruppe, wenn es ihnen schlecht geht. Wenn die Angst so groß wird, dass sie nicht weiterwissen. Wenn sie meinen, jeden Augenblick einen Infarkt zu bekommen und den Notarzt rufen wollen. Dann sprechen und heulen wir gemeinsam so lange, bis die Panik verschwindet. Zwanzig Minuten dauert das höchstens, wie gesagt. Und danach ist dann auch wieder ein »normales« Telefonat wie unter »Gesunden« möglich …

Im Zeitalter der sozialen Netzwerke wird es noch einfacher, eine Kummer-Nummer zu finden. Ich bin bei Facebook auf eine »geheime Gruppe« gestoßen. Oder gestoßen worden. Von einer Bekannten, der ich mal in einem Halbsatz von meinen Panikattacken berichtete und die dann (und das habe ich so oft bei so vielen Menschen erlebt) sagte: »Das habe ich auch!«

Unsere virtuelle Gruppe funktioniert wie eine Selbsthilfegruppe – nur eben am PC. Irgendjemand ist immer online und man kann über seine Mammut-Probleme chatten. Und diejenigen, die technisch nicht wie ich in der Steinzeit leben, piepen die Gruppe in Akutsituationen auch schon mal mit dem iPhone an.

Mein Tipp

Reden hilft. Immer. Bitten Sie einen guten Freund, ihn auch mitten in der Nacht bei einer akuten Panik anrufen zu dürfen!

4.

Die Chemie muss stimmen

Welche Medikamente helfen? Brauche ich die Chemie überhaupt? Machen Tabletten Sinn? Es gibt genauso viele Meinungen über die chemischen Keulen, wie es Ärzte und Patienten gibt. Ob er oder sie zur Pille greift, muss letztlich jeder für sich selbst entscheiden.

Ich persönlich sehe das so: Bei einer akuten Panik können (nach meiner Erfahrung) vor allem zu Beginn der Erkrankung, wenn man noch nicht gelernt hat, mit den Attacken umzugehen, die kleinen Helferlein der Pharmaindustrie einen dabei unterstützen, wieder runterzukommen, wieder klarer zu denken.

Meine Hammertabletten waren winzig klein und hübsch rosa.

An jenem Tag, als ich mit den Kindern im Schlepptau beim Hausarzt zusammengebrochen bin, hat er mir diese Pillen verschrieben.

Täglich drei Stück sollte ich nehmen. Aber dazu musste ich jedes Mal geweckt werden – die Chemie hat mich komplett ausgeknockt. Kaum waren die rosa Pillen im Magen angekommen, bin ich in tiefen, tiefen Schlaf gefallen.

Drei, vier Tage meines Lebens fehlen mir in meinem Bewusstsein. Die Pillen haben mir für diese Zeit den Verstand geraubt, buchstäblich. Nur noch Erinnerungsfetzen sind übrig: meine Tochter, die mir ein Glas Wasser ans Bett stellt, meine Schwiegermutter, die offensichtlich kontrolliert, ob ich überhaupt noch atme. Keine Träume in dieser Zeit. Keine Gefühle. Die komplette Auszeit für mein Gehirn.

Das war gut so und das war wichtig. Nach kurzer Dauer gewöhnte sich der Körper an die chemische Keule und ich sah wieder etwas klarer.

Allerdings stand ich die folgenden drei Wochen dermaßen unter Drogen, dass ich weder Auto fahren, noch bügeln oder kochen konnte, ohne mir oder meinen Mitmenschen Schaden zuzufügen.

Und: Ich gierte schon in Woche eins sofort beim Aufstehen nach der nächsten Tablette, dem nächsten Kick. Ich war süchtig.

Nach drei Wochen beendete mein Hausarzt dieses Drogenkapitel: Ich begann damit, die Chemie langsam auszuschleichen. Klingt harmlos – aber es war ein regelrechter Entzug.

Beobachten Sie mal einen Junkie, der den nächsten Schuss noch nicht zusammengeschnorrt hat. So in etwa ging es mir.

Doch mit jedem Milligramm Chemie, das ich weniger in mich hineinstopfte, kehrte mein Bewusstsein zurück. Können Sie sich vorstellen, dass ich gegrinst habe wie ein Honigkuchenpferd, als ich nach fast zwei Monaten wieder in der Lage war, meine Tochter selbst zur Schule zu fahren?

Es gibt Hunderte Antidepressiva und Psychopharmaka auf dem Markt.

Für jeden Geschmack ist was dabei und das Richtige zu finden ist nicht einfach. Das kann jahrelanges Austesten bedeuten. Und dazu braucht es einen verantwortungsvollen Arzt, der bereit ist, sich eingehend mit seinem Patienten zu beschäftigen. Oder was soll ich davon halten, wenn ein Mitglied meiner Selbsthilfegruppe erzählt, dass er seit über zwei Jahren eines jener Mittel nimmt, die nachweislich nach der fünften Tablette süchtig machen, gleichzeitig aber nicht mehr gegen die Erkrankung helfen?

Ich hänge immer noch an der Schachtel. Mittlerweile nehme ich einen Serotonin-Wiederaufnahmehemmer (SSRI), der die Konzentration dieses Hormons in meinem Gehirn erhöht. Nicht gut für meine Leberwerte – aber gut für meine Stimmung.

Denn ohne Serotonin geht gar nichts im Körper. Manche Gehirne, so wie die der meisten Panikpatienten, produzieren diesen körpereigenen Botenstoff nicht (mehr) oder in zu geringer Dosierung. Was für die Homöopathen das Johanniskraut, das ist für mich mein täglicher Serotoninkick.

An den musste ich mich aber auch erst gewöhnen, denn wie wohl jedes Produkt aus der Psychopharmaka-Abteilung hat auch mein Mittelchen Nebenwirkungen.

Müdigkeit gehört dazu, Kopfschmerzen (toll, wenn man Panikpatient ist und jedes Ziepen im Kopf mit einem Schlaganfall assoziiert!), Gewichtszunahme. Damit, habe ich für mich beschlossen, kann ich leben. Denn ein paar Pfund mehr auf den Rippen sind um Klassen besser, als den ganzen Tag antriebslos und heulend durchs Haus zu schleichen. Und, unerwarteter Nebeneffekt: Mein Mann attestierte mir, dass er noch nie eine so ausgeglichene Frau hatte wie jetzt. Seit Monaten habe ich nicht mehr mit Geschirr um mich geworfen!

Die Chemie ist aber nur die eine Front, an der gekämpft werden kann. Ein anderer Weg ist der der Naturheilkunde. Ein Wundermittelchen sind für mich die Bachblüten.

Doktor Bach, der von seinen Zeitgenossen belächelt wurde, teilte die Blüten verschiedenster Pflanzen nach ihrer Wirkung auf die menschliche Psyche ein.

Für Choleriker gibt es ebenso die passende Blüte wie für Schüchterne oder Menschen mit Putzfimmel. Und natürlich auch für uns Angsthasen. Die Wirkstoffe der Blüten sind in homöopathischen Lösungen fertig in der Apotheke zu haben. Ein guter Apotheker hat auch eine Liste von Symptomen, nach denen die Blüten individuell bestimmt werden. Denn ein Panikpatient hat viel, aber sicher keinen Nerv, sich durch zweihundert Seiten Bachblüten-Ratgeber zu suchen.

Man kann also ganz gezielt seine Ängste »beblüten«. Oder es mit der bewährtesten aller Mischungen probieren, den sogenannten »Rescue-Tropfen«. Darin sind die wichtigsten Angstblüten enthalten und vier Mal vier Tropfen am Tag reduzieren die Angst – zumindest bei mir – ungemein.

Zudem sind die Tropfen in kleinen Glasfläschchen abgefüllt, die bestens in jede Hand- oder Hosentasche passen. So kann man auch bei einer akuten Panik mal eben schnell zur Flasche greifen.

Diese Rescue-Mischung gibt es auch als Bonbons für all diejenigen, die keinen Alkohol wollen oder vertragen, so wie ich – denn seit ich regelmäßig Tabletten nehme, genügen bereits drei Schluck Weißwein und ich liege sturzbetrunken unterm Tisch.

Über Umwege entdeckt habe ich die Traditionelle Chinesische Medizin (TCM).

Neben Akupunktur und Schröpfen haben die Asiaten schon vor Tausenden von Jahren herausgefunden, welche Kräuter gegen was helfen. Leider wachsen diese Zauberwurzeln nicht in Europa, aber man kann sie ohne Probleme bestellen. Was und wie? Das wird Ihnen ein Heilpraktiker mit Schwerpunkt TCM raten.

Die TCM ist für mich eine wahre Wunderwaffe, auch gegen Panikattacken. Denn: In der chinesischen Medizin sieht man nach dem Gesamtbild und behandelt dieses. So merkwürdig es mir vorkam, dass die Therapeutin mir spitze Nadeln in den Fuß jagte, so deutlich spürte ich sofort, dass sich etwas in mir löste.

Leider darf sich jeder, der mal einen Akupunkturkurs bei der VHS gemacht hat, auch mit der Zusatzbezeichnung »TCM« schmücken. Die meisten haben sicher eine Ahnung von Wellness, das wirkliche Heilen aber beherrscht nur ein Arzt, der in China ausgebildet wurde.

Wenn Sie Ihren Nadelpikser testen wollen, hilft eine einfache Faustregel: Je weniger Nadeln er benutzt, desto professioneller. Zwanzig Nadeln auf dem Kopf? Rausziehen und Weglaufen!

Bei riesigen Nebenwirkungen tragen Sie Ihren Arzt zum Apotheker! Die Packungsbeilagen der meisten Medikamente haben den Umfang von Romanen. Und das nicht, weil in den Marketingabteilungen der Pharmaindustrie verkannte Konsaliks sitzen. Gerade Antidepressiva sind mit Vorsicht zu genießen.

Viele Naturheilmittel vertragen sich nicht mit der Chemie! Bestes Beispiel ist Johanniskraut. Eine Frau, die mies gelaunt ist, bekommt das gerne verordnet. Es ist ja rein pflanzlich, kann also keinen Schaden anrichten und die Dame kommt dank Homöopathie wieder ins Lot.

Stimmt – solange keine Chemie im Spiel ist.

Denn SSRI-Präparate und Johanniskraut im selben Körper können unerwünschte Nebenwirkungen haben. Das Gleiche gilt übrigens auch für manche Hustensäfte … Also bitte, bitte immer den Arzt oder Apotheker fragen!

Es empfiehlt sich aber auch, den Beipackzettel haargenau zu lesen. Ich selbst kann das übrigens nicht – denn immer dann, wenn ich eine Nebenwirkung entdecke, habe ich diese (scheinbar) sofort in ganz übler Ausprägung.

Ich bitte meinen Mann, die Beipackzettel der Medikamente zu lesen. Ein guter Apotheker berät Sie aber auch, denn die Ärzte haben nicht immer den Überblick über all die vielen bunten Pillen, die die Kollegen dem Patienten bereits verordnet haben.

Mein persönlicher Tipp ist: Ehe Sie eine neue Panikattacke bekommen, weil Sie den Packungszettel lesen (ich hatte eine meiner heftigsten Attacken, als ich las, dass übermäßiges Sprühen mit Schnupfenspray zum toxischen Schock führen kann, welchen ich natürlich in derselben Sekunde in vollem Umfang ausbildete), bitten Sie Ihren Ehepartner, Freund oder Nachbarn, dies für Sie zu übernehmen. Jemand, der nicht panisch reagiert und keine Neigung zur Hypochondrie hat, wird Ihnen all jene Informationen herausfiltern, die für Sie wichtig sind.

Und für die Vergesslichen von uns: Auch wenn Sie homöopathische Mittel nehmen, sagen Sie dies Ihrem Arzt oder Apotheker. Die Fachleute können sonst keine optimale Chemie für Sie finden. Und wer will schon im Ernst seinen Arzt zum Apotheker tragen?

Mein Tipp

Unser Gehirn wird chemisch gesteuert – die Panik auch. Medikamente sind manchmal unerlässlich. Das Richtige zu finden kann dauern – haben Sie Geduld!

5

Klein anfangen

Die Haare in meinem Nacken stellen sich auf, meine Zehen spreizen sich in den Puschen. Langsam drehe ich den Kopf, denn ich weiß, wer mir gleich Auge in acht Augen gegenübersitzt: eine fette Kellerspinne. Mit aller Kraft der acht Beine klammert sie sich an der Raufaser fest – und ich klammere mich ans Sofakissen. Und rufe!

Für fette Spinnen war, ist und bleibt mein Mann zuständig (es gibt Punkte, in denen muss Frau sich nun wirklich nicht emanzipieren).

Wenn mein Therapeut dies liest, dann stellen sich *ihm* die Nackenhaare auf. Denn er ist Verhaltenstherapeut und als solcher natürlich schwer daran interessiert, seinen Klienten sämtliche Ängste auszutreiben. Auch die meinige vor Spinnen. Und ich war willig, mich auf seinen Vorschlag einzulassen: erst eine kleine Spinne, dann eine Kellerspinne, zunächst unter Glas, dann frei auf dem Teppichboden und zum Schluss auf meiner Hand.

Ich war ein braver Patient. Schon am selben Nachmittag, als er mich mit Hintergrundwissen über Arachnophobie ausgestattet hatte (ich kann es nicht wiederholen, zu eklig), bin ich in den

Garten getigert und habe eine Spinne auf die Hand genommen.

Ich habe sie angestarrt. Minutenlang.

Ich habe nicht geschrien.

Ich habe sie nicht sofort wieder ins Gebüsch geschleudert.

Und ich habe niemandem verraten, dass sie etwa so groß war wie ein Stecknadelkopf.

Das Tierchen war so winzig und grün, beinahe durchsichtig, das konnte selbst ich, die beim bloßen Gedanken an Achtbeiner Herzrasen bekommt, nicht als eine vollwertige Spinne ernst nehmen.

Auch wenn der Angstschweiß ausblieb, geschrien habe ich dann doch noch. Einen Jubelschrei habe ich ausgestoßen, als das Insekt wieder zurück in der freien Natur war. Meine Nachbarin kam sehr besorgt angerannt und fragte mich, was los sei. Ich erklärte ihr, dass ich im Rahmen der Therapie vorhätte, innerhalb von wenigen Wochen Vogelspinnen zu lieben, zu streicheln und mit ihnen zu kuscheln.

»Ach komm«, sagte sie darauf, »werd jetzt bloß kein Übermensch, bleib mal lieber normal.«

Das hat mir sehr zu denken gegeben. Denn da ist was dran. Egal, welche Ängste Sie haben, fangen Sie klein an! Sie müssen nicht an einem Tag Ihre Flugangst, Panik vor Aufzügen und die Angst vor Schlangen überwinden.

Die Seele braucht Zeit. Je länger Sie eine Angst schon mit sich herumtragen, desto länger wird es auch dauern, bis Sie sie los sind.

Gehen Sie die Sache am besten vom Grund her an: Sie haben Panik, wenn Sie in einen Supermarkt gehen müssen? Und es macht Ihnen Angst, zum Briefkasten zu gehen? Fragen Sie sich: Was war zuerst da? Supermarkt oder Postkasten? Wenn es der Briefkasten war, dann nehmen Sie sich dieses Panikfeld als Erstes vor. Tun Sie also zunächst etwas gegen jene Ängste, die Sie nicht so sehr belasten wie die Todesängste. Je weniger mächtig die Furcht ist, desto leichter werden Sie sie besiegen und desto größer wird Ihr Selbstbewusstsein. Mit jedem Kaninchen, das Sie erlegen, wird auch das Mammut kleiner. Übung macht den Meister, auch bei der Jagd nach der Panik.

Die Angst vor Spinnen war bei mir eine der ersten. Vielleicht sogar *die* erste. Meine Mutter erzählt gerne das Schauermärchen, wie es dazu kam: Es war einmal, als ich noch ein Kleinkind war und meine Mutter mit mir auf dem Arm in den Keller stiefelte. Mitten in der Waschküche hockte eine fette Spinne auf dem blanken Betonboden. Mutter schleuderte den Pantoffel in Richtung Monstrum. Im selben Moment, als der Puschen auf den Boden knallte, sprangen Hunderte Spinnenkinder vom Rücken der Mutterspinne und wuselten über den Boden.

Meine Mama kreischte. Ich kreischte. Willkommen Arachnophobie!

Nun ist die Angst vor Spinnen ja nichts, was einem das Leben komplett vergällt. In unseren Breiten kommen die Tiere meist nur selten und wenn, dann doch eher im Keller vor.

Aber: Es ist eine Angst. Und wo sich einmal eine Angst im Gehirn festgesetzt hat, da ist auch Platz für eine zweite. Eine dritte. Eine hundertste.

Und diese Ängste nehmen mehr und mehr Raum ein. Bis sie einem Panik machen.

Übrigens, nicht dass Sie denken, ich hätte schon alle Mammuts erlegt. Auf meinem Plan stehen noch die Angst vor einem Segelflug und die Panik, die mich in Höhlen befällt. Wie beim Familienurlaub in Bayern.

Ich selbst hatte vorgeschlagen, dass wir uns doch mal ein Bergwerk anschauen könnten. Die Familie war begeistert und ehe ich mich versah, stiefelte ich dem Führer hinterher, Treppe um Treppe tiefer.

Mit dem Helm auf dem Kopf sahen wir alle aus wie Idioten – benommen wie einer habe nur ich mich. Denn nach dem gut ausgebauten und von Neonlampen ausgeleuchteten Treppenhaus kam, verborgen hinter einer rostigen Stahltür, der Eingang in den Stollen.

Nackte Steine, grob behauener Fels. Enge Gänge. Wir tappten von Lichtinsel zu Lichtinsel, die sonore Stimme des Führers hallte an den Wänden wider. Ich klammerte mich an die Hand meines damals drei Jahre alten Sohnes, schnappte nach Luft.

Panik. Durchatmen.

Es geht weiter ... noch ein Stück ... noch ein Stück ...

»Dort oben sehen Sie einen Lichtschacht«, echote die Stimme des Führers durch den Stollen. »Wir befinden uns hier knapp 30 Meter unter der

Bundesstraße und die Schatten, die Sie sehen, sind vorbeifahrende Lastwagen.«

Bumm. Aus. Vorbei. Ich wusste, dass ich gleich sterbe. Wie aber raus aus dem Gewirr der Gänge?

Ich sah nur eine Möglichkeit. Ich riss meinen kleinen Sohn, den Armen, hoch und kniff ihm in den Hintern. Er begann natürlich sofort zu brüllen.

»Mein Sohn will raus«, schrie ich. »Sofort!«

Sohnemann protestierte, mein Mann wollte trösten, meine Tochter verstand gar nichts mehr und ich lernte innerhalb von Sekunden mindestens siebzig bayerische Flüche, die von allen Seiten auf mich einprasselten.

Noch einmal kniff ich meinen Sohn (er möge es mir verzeihen), er schrie noch lauter und irgendwann hatte ich den Bergwerksführer so weit, dass er wutentbrannt und fluchend mit dem schreienden Kind und der hysterischen Mutter Richtung Eingang zurückging. Seitdem war ich in keinem Stollen und in keiner Höhle mehr. Ich sollte aber – denn sonst bleibt die Angst bestehen.

Andererseits: In meinem Alltag muss ich selten unter Tage arbeiten. Diese Angst hindert mich also nicht daran, ein normales Leben zu führen. Das taten eher die Kaninchen, etwa die Panik vor dem Gang zum Postamt oder die Fahrt in einem Aufzug.

In ein Segelflugzeug steigen, einen Heißluftballon benutzen oder Bungee-Jumping ausprobieren muss ich nicht, um ein normales Leben führen zu können. Und, mal ehrlich, ein Übermensch muss ich auch nicht sein. Oder?

Mein Tipp

Bekämpfen und besiegen Sie zunächst kleine Alltagsängste. Der Erfolg wird Sie beflügeln und Schritt für Schritt gehen Sie in ein angstfreies Leben.

6.

Noch mehr verspannen

Herr Sapiens liegt hinter einem Busch. Seine Hand umklammert den Speer, den er in langen Nächten mit Steinwerkzeug aus einem Zweig geschnitzt hat. Die Lederbänder, mit denen der Lendenschurz um sein bestes Stück gebunden ist, schneiden in die Haut und überhaupt findet Herr Sapiens es unbequem, kalt und langweilig, hier auf der Lauer zu liegen. Bis … ja, bis am Horizont eine Staubwolke auftaucht. Erst stellen sich unserem Steinzeitmenschen nur die Nackenhaare auf, doch je schneller und näher die Staubwolke auf sein Versteck im Busch zurast, desto mehr Muskeln verspannen sich unter der behaarten Haut.

Das, was da auf ihn zugehetzt kommt, ist größer als ein Hase. Größer als ein Hirsch. Es ist ein Mammut …

Herr Sapiens tut nun, was er tun muss: Er oder das Mammut. Er wird rennen, Haken schlagen, mit voller Wucht seinen Speer gegen das dicke Fell des Urelefanten schleudern.

Und dann, wenn das Mammut entweder schwer getroffen zu Boden geht oder aber das Weite sucht, erschöpft zu seiner Höhle zurückkehren.

So ein Steinzeitmensch hatte es gut ... Nach der Anspannung und der Todesangst im Angesicht des Ungeheuers folgte für ihn die gnadenlose Muskelarbeit und danach die totale Entspannung. Relaxen unter Höhlenmalereien.

Unser Mammut heißt Panikattacke. Und unsere Jagd »Progressive Muskelrelaxation nach Jacobson«, kurz PMR. In den 1930ern entwickelte der amerikanische Arzt und Physiologe Dr. Edmund Jacobson diese Art der Entspannung. PMR setzt direkt an den Muskeln an. Und damit an jenen Teilen des panik- und stressgeplagten Körpers, die Entspannung besonders brauchen.

In der »Urversion« gibt es zig verschiedene Übungen, Jacobson legte für das vollständige Erlernen fünfzig Trainingsstunden fest. Meistens werden, zum Beispiel in Kuren oder Therapien, 16 bis 17 Schritte gelehrt. Ich komme bei meinem Programm auf 22.

Das Programm ist einfach zu erlernen und in jeder – wirklich jeder! – Situation anzuwenden.

Allerdings erfordert es ein wenig Übung und Sie sollten das Training anfangs täglich durchführen. Und zwar nicht nur in Momenten, in denen die Panik kommt, sondern auch dann, wenn Sie sich gut fühlen. Das ist dann wie Radfahren. Erst schlingert man, braucht Stützräder, kommt nur langsam voran. Irgendwann aber weiß man, wie man im Sattel bleibt, und fährt los, ohne groß nachzudenken.

Im Handel sind zahlreiche CDs erhältlich, auf denen Sprecher durch das Programm der Jacobson-Entspannung führen. Sie können sich eine solche CD kaufen oder aber Sie folgen meinen Anweisungen.

Legen oder setzen Sie sich ganz (!) bequem hin. Wenn Sie mögen, dann machen Sie leise beruhigende Musik an. Nehmen Sie sich Zeit und sorgen Sie dafür, dass Sie wenn möglich nicht gestört werden. Für das gesamte Programm werden Sie etwa zwanzig Minuten benötigen.

Als Faustregel können Sie sich merken: Bei jeder Anspannung zählen Sie bis zehn, in der Entspannungsphase jeweils bis fünf. Jede der Bewegungen wird zwei Mal direkt hintereinander ausgeführt. Ausführlich beschreibe ich dies bei der ersten Übung. Bei den folgenden schreibe ich der Einfachheit halber je nur einen Durchgang auf. Denken Sie daran, auch diese Übungen je noch einmal zu wiederholen!

Je besser Sie die Übungen beherrschen und je öfter Sie Ihre Muskeln damit trainiert haben, desto leichter wird es Ihnen gelingen, auch in den Momenten, in denen Panik in Ihnen aufsteigt, in die Entspannung zu gelangen.

Mittlerweile genügt es mir, wenn ich die Fäuste so fest balle, bis sich die Fingernägel in die Handballen krallen. Schon wird die Panik kleiner.

Also: Legen wir los!

1. Ballen Sie die rechte Hand zur Faust. Zählen Sie bis zehn. Lassen Sie locker. Fühlen Sie die Entspannung, zählen Sie bis fünf. Ballen Sie die rechte Hand erneut zur Faust. Zählen Sie bis zehn, konzentrieren Sie sich auf Ihre Hand. Lassen Sie dann die Muskeln locker, zählen Sie bis fünf und gehen Sie zum nächsten Punkt.

2. Ballen Sie die linke Hand zur Faust.

3. Spannen Sie den rechten Bizeps an.

4. Spannen Sie den linken Bizeps an.

5. Ziehen Sie die Schultern so hoch, wie Sie können.

6. Ziehen Sie die Augenbrauen so weit hoch, wie es Ihnen gelingt.

7. Runzeln Sie die Stirn, bis eine steile Falte zwischen den Augenbrauen erscheint.

8. Rümpfen Sie die Nase.

9. Pressen Sie die Lippen so fest aufeinander, bis es wehtut.

10. Beißen Sie so fest die Zähne zusammen, bis der Kiefer schmerzt.

11. Pressen Sie die Zunge so fest gegen den Gaumen, wie Sie können.

12. Ziehen Sie die Schultern so weit nach hinten, wie Sie können. Dabei strecken Sie die Brust nach vorne. (Kleiner Tipp am Rande: Stellen Sie sich auch im Alltag immer wieder vor, dass Sie ein lachendes Smiley auf der Brust haben, das Sie allen Menschen zeigen wollen – automatisch richten Sie sich auf und die vielen von

uns Angstpatienten eigene geduckte Körperhaltung verschwindet ganz automatisch.)

13. Atmen Sie so fest in die Brust ein, wie Ihre Lunge es mitmacht.
14. Pressen Sie die Bauchmuskeln gegen den Hosenbund.
15. Ziehen Sie den Bauch so weit ein, wie es geht.
16. Spannen Sie die Pomuskeln an, bis sie zittern.
17. Spannen Sie den rechten Oberschenkel an.
18. Spannen Sie den linken Oberschenkel an.
19. Spannen Sie beide Schenkel gleichzeitig an.
20. Stellen Sie sich vor, vor Ihnen auf dem Boden steht eine Kiste. Diese versuchen Sie, mit den Unterschenkeln wegzudrücken.
21. Ziehen Sie die Zehen so weit nach unten, wie Sie können.
22. Strecken Sie die Zehen so weit nach oben, wie es geht.

Atmen Sie tief ein. Genießen Sie die Spannung, die Entspannung. Und wenn Sie mögen, dann rollen Sie sich auf die Seite, kuscheln sich in eine warme Decke und dösen Sie ein wenig … oder genießen Sie die Frische und die Kraft, die Sie auf einmal spüren!

Mein Tipp

Muskelentspannung nach Jacobson ist leicht zu erlernen. Kurse bieten viele Krankenkassen und Volkshochschulen an. Nachfragen kann man auch bei Heilpraktikern.

7

Tief durchatmen

Die Hebamme schreit: »Pressen! Ja, pressen, nur noch ein kleines Stück!«

Die Mutter schreit: »Ich kann nicht mehr! Ich will nicht mehr!«

Der Vater schreit: »Ich kann das Köpfchen sehen.« (… und fällt in Ohnmacht)

Die Schwester schreit: »Holt bitte jemand einen Arzt für den Vater!«

Der Arzt schreit: »Nicht schon wieder einer!«

Und dann schreit der Säugling.

Ganz automatisch machen Babys und Kleinkinder das Wichtigste im Leben: Atmen. Und zwar richtig.

Die meisten Menschen verlernen jedoch im Lauf der Jahre, wie sie richtig atmen. Je verspannter wir werden, je mehr Stress wir erleben, desto flacher wird unser Atem.

Beobachten Sie mal ein Kind.

Wenn Sie das Kind gut kennen, können Sie es ja fragen, ob Sie mal die Hand auf seinen Bauch legen dürfen (bitte machen Sie das nicht bei fremden Kindern, es könnte zu ungewollten Missverständnissen kommen!). Und? Merken Sie was? Richtig: Beim

Einatmen hebt sich der Bauch. Beim Ausatmen senkt er sich wieder.

Und wenn Sie ein »ideales« Kind erwischt haben, dann atmet es sogar durch die Nase ein und durch den Mund wieder aus. In jedem Fall aber sollte sich der Brustkorb kaum merklich heben und senken.

Und jetzt sind Sie dran: Holen Sie Luft, so tief und so viel Sie können. Erstens wird Ihnen vielleicht ein bisschen schwindelig (das ist kein Grund zur Panik, sondern eine ganz normale Reaktion des Körpers, Sie werden nicht umfallen!). Zweitens werden Sie bemerken, dass sich in Ihrem Bauch nicht viel bis gar nichts tut. Dafür hebt sich der Brustkorb wie bei einem brünftigen Gorilla. Das mag imposant aussehen, dreht Ihnen aber auf Dauer die Luft zum Leben ab.

Hektisches Atmen – wie bei einer akuten Panik – oder sogar Hyperventilieren machen das Ganze nur noch schlimmer. Man wird immer um das gewisse Quäntchen schlapper bleiben, das einem an Sauerstoff fehlt. Vielleicht geht es Ihnen wie mir. Auch mir war nicht bewusst, dass ich falsch atme. Ich tat es ja automatisch. Und kam offenbar mit der eingesaugten Luft zurecht.

Schlechte Atmung aber führt zu Verspannungen und – hurra! – gute Atmung kann Spannungen abbauen.

Und zwar schneller als Chemie. Gerade im Fall einer akuten Panikattacke ist es wichtig, sich »herauszuatmen« zu können. Die Grundregeln sind ganz einfach – tun Sie es wie die Kinder.

Wer sich lieber auf handfeste Anleitungen verlässt, dem empfehle ich Qigong. In den vergangenen Monaten habe ich diese Segnungen der fernöstlichen Weisheit kennen- und schätzen gelernt.

Meine Qigong-Lehrerin, von der ich Methoden zur Entspannung erlernen wollte, blickte mich in der ersten Stunde mitleidig an.

Ich dachte, das lag daran, dass ich mal wieder die berühmten drei bis fünf Minuten zu spät gekommen war.

Aber als ich mich selbst dann in den deckenhohen Spiegeln des Übungsraumes sah, wusste ich, was sie meinte: Eine krumme Trauerweide, die wie ein Goldfisch nach Luft schnappt, ist wahrlich kein fröhlicher Anblick. Nach und nach half meine Trainerin mir, mich und meine Wirbelsäule wiederaufzurichten – und als Erstes brachte Sie mir das richtige Atmen bei.

Die erste Übung ist so einfach, dass ich Sie gerne schriftlich weitergebe. Alles Weitere bitte nur unter professioneller Anleitung, denn so effektiv das richtige Training ist, so übel für die Körperstatik ist das Hausgemachte und womöglich Falsche.

Qigong für den richtigen Atem:

- Stellen Sie sich aufrecht hin. Die Füße stehen in Schulterbreite auseinander, der Kopf ist aufrecht und die Arme hängen locker herunter.

- Nun strecken Sie die Schultern nach hinten (überstrecken Sie ein wenig, um dann wieder in eine bequeme Position zurückzukommen).
- Nehmen Sie nun die Hände und legen Sie sie flach auf den Bauch, sodass die rechte Hand auf der rechten und die linke Hand auf der linken Seite liegt. Die Fingerspitzen dürfen sich berühren.
- Nun saugen Sie durch die Nase Luft ein (bei Schnupfen ist auch der Mund erlaubt) und zwar so, dass sich die Bauchdecke gegen die Hände wölbt. Das erfordert ein wenig Übung, wenn man immer in den Brustraum geatmet hat. Man kann sich und seinen Reflex aber austricksen: Strecken Sie die Bauchmuskeln ganz bewusst nach vorne, irgendwann finden Atem und Bauchbewegung (wieder) zusammen. Sie konnten es schon einmal – und zwar lange bevor Sie Laufen gelernt haben.
- Beim Ausatmen lassen Sie die Luft langsam durch den geöffneten Mund ausströmen und drücken gleichzeitig ganz, ganz leicht mit den Händen den Bauch wieder nach innen.
- Wiederholen Sie dies, so oft Sie können. Anfangs wird Ihnen nach wenigen Atemzügen möglicherweise schwindelig werden – das ist der Sauerstoff, der in Ihrem Hirn ankommt und den Sie in dieser Dosis nicht mehr gewohnt sind. Wenn Sie nicht mehr können oder mögen, dann schütteln Sie Beine und Arme leicht aus. Und, merken Sie was? Richtig: Sie sind nicht nur gut gelüftet, sondern auch bestens entspannt.

Mein Tipp

Durchatmen – aber richtig. Lernen Sie, wieder zu atmen wie ein Baby. Kurse gibt es bei Krankenkassen, Volkshochschulen oder auch in Sportzentren.

8.

Buchführung

Reinhold Messner würde sich Klettereisen umschnallen, den Wanderstock schnappen und ein paar Haken und Seile mitnehmen, wenn er meinen Bügelberg sähe. Ein Eldorado für jeden Yeti!

Gärtner Pötschke wäre entsetzt, wenn er meine Grünpflanzen zu Gesicht bekäme. Gut, dass Kakteen mit wenig Wasser auskommen – aber manch anderer Pflanze reicht es eben nicht, wenn nur alle paar Wochen eine Gießkanne vorbeikommt.

Das Licht muss ich schon am frühen Nachmittag anschalten. Auf die Fensterscheiben hat sich mittlerweile eine undurchdringliche graue Schicht gelegt.

Im Frühjahr waren wir wandern. Durch den Matsch. Das ist genau sieben Monate her. Und seitdem stehen die Schuhe samt Dreckklumpen im Schrank. Gestern ist unerwarteterweise der Papierstapel auf meinem Schreibtisch umgefallen. Die zu Boden segelnden Rechnungen, Steuerbescheide und privaten Briefe haben die Wollmauskolonie unter dem Tisch in Aufruhr versetzt.

Die staubigen Tierchen wollte ich längst in den Staubsauger umgesiedelt haben. Der WC-Reiniger ist seit Wochen alle. Im Keller steht noch wild durcheinander der Christbaumschmuck vom letzten Jahr, in der Zwischenzeit besiedelt von zwei Spinnen und einer Wollmaus-WG. Der Schrank, in dem meine Socken liegen, lässt sich angesichts der Fülle des hineingestopften Stoffberges nicht mehr schließen. Meine Tante wartet seit Wochen auf einen Anruf und ich habe vor über einem Jahr versprochen, die Nachbarin zum Kuchen einzuladen ...

Schwirrt Ihnen jetzt der Kopf? Mir auch. Denn seit die Panik mein Begleiter war, hatten Struktur und Ordnung in meinem Alltag kaum mehr einen Platz. Das meiste blieb liegen, weil ich den ganzen Tag damit beschäftigt war zu sterben. Wohin ich auch blickte – überall türmten sich Dinge, die erledigt sein wollten. Ich muss das Klo putzen, ich muss den Keller aufräumen, ich muss bügeln ... Ich muss so vieles!

Aber wo anfangen?

Alles ist dringend, alles drückt auf die Seele. Also überlasse ich mich meiner Panik und lasse alles andere stehen und liegen. Leider gibt es keine Heinzelmännchen. Und leider schleicht sich von Tag zu Tag mehr Unzufriedenheit ein. Weil ich ja nichts auf die Reihe kriege.

Und wenn ich doch etwas tun will, dann weiß ich nicht, was dringend ansteht. Denn ich habe alles vergessen.

»Schreib's dir halt auf!«, rufen Sie jetzt.

»Hab ich ja gemacht«, antworte ich Ihnen, »auf hundert kleinen Zetteln, die überall verstreut lagen.«

»Dann weiß ich nicht, wo das Problem ist ...«

Aber ich: Die Flut der vielen kleinen Merkzettel hatte mich bald überrollt – und natürlich habe ich dann auch wieder nichts auf die Reihe gekriegt. Bis mein Mann, der mich in meiner schlimmsten Panikphase mit Engelsgeduld er- und getragen hat, mir sein Rezept verriet, mit dem er seit Jahren für Ordnung auf seinem Schreibtisch sorgt: »Kauf dir ein Schulheft.«

Und genau das habe ich gemacht. Ich liebe es ohnehin, durch die Papeterien zu streifen, dort könnte ich jedes Mal in einen wahren Kaufrausch geraten. Nun, dieses Mal kam ich mit einem simplen Heft, einem Bleistift, einem Lineal und einem knallroten Fineliner wieder heraus.

Zu Hause habe ich erst einmal die vielen Zettel eingesammelt und Punkt für Punkt mit dem neuen Bleistift in das neue Heft übertragen. Zwischen jedem Punkt habe ich eine Linie gezogen. Und dann, beim Lesen der drei prall gefüllten Seiten, breit gegrinst: Viele der Dinge, die mich mittels loser Zettel innerlich so belastet hatten, konnte ich mit dem leuchtenden Rotstift bereits wieder durchstreichen – denn entweder hatte ich sie erledigt oder sie hatten sich, as time goes by, von selbst erledigt.

Aus dem Schulheft ist mittlerweile ein kleines Büchlein im Handtaschenformat geworden, in das ich all das notiere, was zu tun ist und was ich nicht vergessen will. Da stehen Dinge drin wie »Wäsche sortieren« und »Rechnung überweisen«, »Flötenlehrerin um neues Übungsheft bitten« und »Wurmkur für Hund besorgen«. Das Buch begleitet mich überallhin.

Und ist so zu einem externen Arbeitsspeicher für mein überlastetes Gehirn geworden. Jedes Mal, wenn ich einen Punkt erledigt habe, streiche ich dies mit einer schönen Farbe durch. So sehe ich, dass ich trotz zahlreicher Panikattacken jede Menge geschafft habe.

Das macht mich froh und ein bisschen stolz.

Anfangs nannte ich mein Buch »Die To-do-Liste«. Also jene Liste all der Dinge, die ich tun *muss*. Mein starker Helfer Therapeut hat mich für das Buch gelobt, gleichzeitig aber auch ein bisschen geschimpft. Denn, wenn ich nichts davon tun wollte, was ich doch eigentlich tun musste, dann habe ich das Buch einfach nicht aufgeklappt.

»Natürlich müssen Sie mindestens einmal in der Woche das Klo putzen«, sagt mein Therapeut.

Ich: »Jaaa, das muss ich, aaaber …«

Er: »Sie können natürlich auch Bakterien im klinischen Stil züchten.«

Ich: »Igitt.«

Er: »Das muss nun mal sein, aber wenn man müssen muss, dann blockiert das.«

Ich: »Auf dem Klo jetzt?«

Er: »Wenn Sie müssen, dann gehen Sie aufs Klo.«

Ich: »Nein, jetzt muss ich nicht.«

Er: »Sie müssen sowieso nicht viel im Leben.«

Ich schüttele den Kopf, klappe den Mund auf und hole gerade Luft, um ihm zu sagen, dass ich wohl eine Menge muss. Ich muss putzen, aufräumen und bügeln, mich um die Kinder kümmern, nebenbei mit meinen Panikattacken umgehen …

Er (schreit): »STOP! Sie müssen atmen, essen und trinken, schlafen. Mehr nicht.«

Pause.

Er (jetzt eindringlich): »Und alles andere *wollen* Sie.«

Ich: »Ich *will* aber das Klo nicht putzen.«

Er: »Das weiß ich – aber wenn Sie sich sagen: ›Ich will jetzt das Klo putzen, damit es nachher wieder sauber ist‹, dann ist das ein ganz anderes Gefühl.«

Ich: »…«

Er: »Aha, es rattert bei Ihnen.«

Ich: »…«

Und dann hat es noch zwei, drei Tage lang gerattert. Bis ich mir sagte: Ich will jetzt die Blumen gießen, damit die nicht mehr so schlaff aussehen. Ich will jetzt mal ein, zwei Hosen bügeln, damit ich wieder mehr Auswahl im Kleiderschrank habe. Ich will jetzt das Klo putzen, damit ich endlich weiß, wie der neue Klowürfel duftet.

Und: Es hat funktioniert! Natürlich ist und bleibt das Reinigen einer Toilette ein etwas ekliger und lästiger Job. Aber wenn ich mir sage, dass ich das jetzt tun *will*, dann fühlt es sich nicht mehr ganz so gezwungen an. Und selbst wenn mir nichts einfällt, warum ich eine Aufgabe tun *will*, dann habe ich ja immer noch die Liste in meinem Buch. Meine ganz besondere Wunschliste also. Und spätestens wenn ich denke: »Ich will das jetzt erledigen, damit ich es abstreichen kann«, mache ich mich auch ans Werk.

Natürlich bin ich keine perfekte Hausfrau geworden. Das war ich noch nie und das will ich auch gar nicht sein. Aber darum geht es auch nicht. Vielmehr ist wichtig, sich mit kleinen Tricks wie eben dem externen Arbeitsspeicher für das ohnehin viel zu beschäftigte Panik-Hirn den Alltag leichter zu machen.

Wir Panikpatienten haben genug Probleme, da muss eine klebrige Klobrille nun wirklich nicht zum Mammut werden!

Mein Tipp

Entlasten Sie Ihr Gehirn! Einkaufszettel, Listen mit Dingen, die Sie erledigen wollen: Was Sie nachlesen können, müssen Sie nicht im Kopf behalten!

9.

Leben nach Plan

Wenn die Sonne über den Horizont kriecht, krabbeln die Steinzeitmenschen aus den Fellen. Sie recken sich und pusten die Restglut der Feuerstelle wieder an. Dann bereiten die Frauen das erste Mahl des Tages und die Männer kümmern sich um die Werkzeuge. Die Kinder sammeln Holz, die Alten Beeren. Felle werden zum Trocknen gespannt, ein Handwerker fertigt Tongefäße. Und wenn die Sonne langsam untergeht, versammelt sich die Sippe am Lager. Bis am nächsten Morgen dasselbe geschieht. Und am nächsten und übernächsten auch. Tag für Tag. Immer dasselbe.

Für lange Monate habe ich mich genau so gefühlt. Jeden Tag dasselbe … Es war, als lebte ich in einem Kloster mit seinen strengen Riten und Regeln, dem haargenau geplanten Tagesablauf. Und ich habe dagegen rebelliert wie eine Novizin des 17. Jahrhunderts, deren Eltern sie mangels Bräutigam hinter die Mauern eines geistlichen Gefängnisses gesteckt haben.

Wo war sie geblieben, die Freiheit, zu tun, was man will, wann immer man es möchte? Doch ein Blick auf die beiden Zettel an meinem Küchenschrank und ich wusste wieder, dass ich selbst mir die klösterliche Strenge auferlegt hatte. Klare Regeln und Rituale geben Halt und Sicherheit. Die klare Struktur jedes einzelnen Tages hilft, sich selbst zu finden und der Panik besser die Stirn zu bieten. Denn wer Angst hat, der wird planlos. Wie unser Herr Sapiens als junger Bursche, wenn er zum ersten Mal die Alten auf die Jagd begleiten darf.

Sobald am Horizont ein Mammut auftaucht, rutscht dem jungen Kerl das Herz in den Lendenschurz aus Hirschleder und er vergisst, was er von seinem Vater gelernt hat. Wie noch mal soll man einen Speer halten? Wohin bitte schön soll man sich ducken, damit das Beutetier keine Witterung aufnehmen kann?

Übung macht den Meister und den guten Jäger. Sie gibt die Sicherheit, auch brenzlige Situationen zu bestehen. Und ebenso gibt ein exakt geplanter Tag die Sicherheit, auch in den Momenten, in denen die Panik scheinbar grenzenlos wird, genau zu wissen, was als Nächstes geschehen wird. Der Preis ist das Gefühl, in einem Kloster zu leben (aber nicht umsonst gehen Manager und Stressgeplagte für Tage oder Wochen freiwillig ins Kloster!).

Ich habe einen Tag eingeteilt wie einen Kuchen. Mit Hilfe einer umgestülpten Salatschüssel habe ich auf ein großes Blatt Papier zwei Kreise gezeichnet. Das sind die 24 Stunden, die nun mal jeder Tag hat. Und jeder Kreis steht für zwölf Stunden: von Mitternacht bis zwölf Uhr mittags und dann wieder von zwölf Uhr mittags bis Mitternacht.

Sie können sich natürlich auch eine Liste machen, in der Sie hinter den einzelnen Uhrzeiten die Dinge notieren, die Sie exakt zu dieser Zeit tun wollen und müssen. Mir persönlich hat der Kreis besser gefallen, denn wie auf einer Wanduhr kann ich so ablesen, was meine innere Mutter Oberin mir zu tun vorgibt.

Mein Tag im eigenen Kloster beginnt um 6.30 Uhr.

06.30 Uhr: Aufstehen, duschen, Kinder wecken, Frühstück, Gassi mit dem Hund gehen

07.30 Uhr: Kinder in Schule und Kindergarten bringen

08.15 Uhr: Bürozeit – zwei Stunden Arbeit am Roman, danach anderthalb Stunden E-Mails, Recherchen, Facebook, auch mal ein kleines Spielchen

11.45 Uhr: Büroschluss

12.00 Uhr: Kochen, gemeinsames Mittagessen

13.00 Uhr: Mittagspause – Mittagsschlaf

14.00 Uhr: Hausaufgaben betreuen, Gassi gehen, Hausarbeit erledigen, Freizeit und Freunde treffen

17.30 Uhr: Abendessen vorbereiten, gemeinsam essen

18.30 Uhr: Spiel- und Zubettbringzeit mit den Kindern

20.00 Uhr: Feierabend – Gespräche mit meinem Mann, Fernsehen, ein gutes Buch lesen, einmal die Woche Selbsthilfegruppe, einmal Sport wie Yoga, Tai-Chi u. ä.

21.00 Uhr: Gassi gehen mit dem Hund
21.30 Uhr: Faulenzen
22.30 Uhr: Badezimmer, Lesen im Bett
23.00 Uhr: Licht aus!

Für eine passionierte Nachteule wie mich ist das eine große Herausforderung. Mich am Abend zu so früher Stunde ins Bett zu legen ging anfangs gar nicht. Und aufstehen vor neun Uhr? Eine körperlich zu spürende Qual.

Nicht den ganzen Tag am PC sitzen? Womöglich eine Idee verpassen? Die lieb gewonnene nächtliche Arbeit an den Romanen aufgeben? Unmöglich und unmenschlich. Die ersten Wochen waren eine Folter.

Bis irgendwann der Knoten geplatzt ist und ich ein tiefes Glücksgefühl empfinden konnte, weil ich ohne auf die Uhr oder den PC zu schielen mit meinen Kindern in der Sonne sitzen konnte. Oder mit einer Freundin, die spontan auf ein Tässchen Kaffee vorbeigekommen war, plaudern durfte. Ohne inneren Zeitdruck – denn es war nach 15 Uhr und ich hatte laut Plan frei.

Auf das Surfen im Internet verzichten, wenn gerade keine Idee kommt, wie der Roman weitergeht? Sich nicht Stunde um Stunde im World Wide Web die Zeit vertreiben? E-Mails nicht sofort beantworten? Eine ganz fiese Idee. Am Anfang.

Mittlerweile genieße ich meine Arbeitszeit, in der nichts anderes geschehen darf und wird als die Arbeit an meinem Manuskript. Und wenn die Schreibblockade kommt, dann atme ich sie weg.

Am Anfang habe ich mich minutengenau an meinen Klosterplan gehalten. Das war hart, aber hilfreich. Auf der einen Seite habe ich mich wie in einem Gefängnis gefühlt. Auf der anderen Seite habe ich gemerkt, dass mein Alltag wieder mehr Struktur bekommt. In der für Panik, Heulattacken oder einen Vormittag im Bett, versunken im eigenen Leid, wenig Raum ist.

Zu Beginn musste ich den Plan wieder und wieder ändern. Denn was ich mir so schön in der Theorie ausgemalt hatte, konnte ich im Alltag so nicht immer durchziehen.

Nach etwa drei Wochen aber war mein Tagesablauf für mich perfekt. Und er ist mir mittlerweile so ins Blut übergegangen, dass ich die Bauernmalerei mit meinen Stundenkringeln wieder abhängen konnte. Meine innere Nonne weiß genau, wann sie zum Gebet gerufen wird!

Mein Tipp

Planen Sie Ihre Tage! Ein fester Zeitplan gibt Halt.

10

Rauf mit dem Puls

Es ist Freitag. Der dreizehnte. 8.15 Uhr. Ich schrecke hoch, starre mit verklebten Augen auf den Wecker. In einer knappen Viertelstunde muss meine Tochter in der Schule sein. Noch ehe ich ganz wach bin, fahre ich aus dem Bett hoch. Und der Schmerz in meinen Rücken.

Guten Morgen, kreischt mein Ischias. Doch ich habe keine Zeit, mich um mein Wehwehchen zu kümmern.

Mit gebeugtem Rücken haste ich ins Zimmer meiner Kinder und ziehe den noch selig Schlummernden die Decken weg. Unter der Dusche verbrenne ich mich am heißen Wasser. Die Kaffeebohnen sind alle. Meine Tochter kann ihr Federmäppchen nicht finden und mein Sohn hat keine Lust auf den blauen Pullover, den ich hastig aus dem Schrank gezogen habe.

Im Auto bemerke ich, dass da ein Ziehen in meinem Magen ist. Stau an der Kreuzung, ein Betonlaster steht quer. Kein Parkplatz vor der Schule, in meinem Magen rumpelt es. Meine Tochter rennt ins Schulgebäude. Ich klammere mich am Lenkrad fest und versuche, meinen gequetschten Ischias so

74

in den Sitz zu drücken, dass wenigstens der Schmerz im Bein nachlässt.

Zu Hause angekommen, empfängt mich der säuerliche Geruch von Erbrochenem. Mein Hund steht mitten im Wohnzimmer und macht Geräusche, als ob er jeden Moment seinen Magen nach außen stülpen will. Das Telefon klingelt, gleichzeitig läutet es an der Tür. Wahrscheinlich der Postbote. Ich muss aufs Klo. Durchfall ... Mein Herz beginnt zu rasen, in meinem Kopf läuft folgender Film ab: Magengeschwür – aufgebrochen – innere Blutungen – Exitus. Und weil Hollywood kreativ ist, flimmert über meine innere Leinwand direkt im Anschluss der Streifen »Herzinfarkt«.

Panik steigt auf. Ich versuche zu atmen. Richtig zu atmen.

Stattdessen gelingt mir nur ein Hecheln. Alles dreht sich. Ich renne auf die Terrasse, sauge tief die kühle Morgenluft in meine Lungen. Die Panik bleibt. Meine Knie versagen den Dienst, ich lasse mich auf die Steintreppe sinken und heule hemmungslos. Ich werde sterben. Jetzt. Und keiner ist da, der mir helfen kann.

Mein Herz wummert so stark, dass ich meine, es springt jeden Moment durch die Brust ins Freie. Mir ist speiübel. Mit letzter Kraft schleppe ich mich zum Telefon und wähle die Nummer meines Therapeuten.

Er ist da. Gott sei Dank.

»Ich sterbe ... das Herz ... Infarkt ...«, keuche ich.

»Haben Sie noch einen letzten Wunsch?«, fragt er.

»Ich habe eine Panik, die ich nicht aushalten kann«, presse ich hervor.

Ich jammere, heule, sterbe.

»Ich komme«, ruft mein starker Helfer irgendwann, nachdem er merkt, dass er mit Worten nicht zu mir durchdringt. Zehn Minuten und zehn Herztode später ist er da. Ich will mich auf das Sofa sinken lassen, mich an ihn klammern, nicht allein sterben.

Doch stattdessen befiehlt er mir, Schuhe und Jacke anzuziehen und das Haus zu verlassen! Meine Panik wird größer. Nach draußen? Wie soll der Notarzt uns da finden? Schwankend und mit Beinen, die so weich wie Pudding sind, gehe ich langsam neben ihm her. Mein Herz verkrampft sich und meine Luftröhre fühlt sich an, als habe jemand einen Knoten rein gemacht. Immer wieder bleibe ich stehen. Immer wieder zerrt mein Therapeut mich weiter.

Bis wir den Waldrand erreichen. »Los!«, brüllt er und rennt den geschotterten Weg entlang. Meine Angst wird größer als ein Mammut. Er lässt mich hier zurück. Ich werde umfallen, tot sein. Ganz allein.

Bevor mein Therapeut hinter der ersten Kurve verschwindet, beginne ich zu traben.

»Schneller!«, ruft er von vorne. Mein Herz zerspringt jeden Moment, aber meine Beine gehorchen wieder. Ich renne. So schnell ich kann. Irgendwann pfeift meine Lunge (es ist einer jener Momente, in denen ich beschließe, das Rauchen nun doch mal aufzugeben), Schweiß tropft von meiner Stirn. Mein Puls ist höher, als die Polizei erlaubt – aber mein Herz schlägt noch immer. Der Panikkloß löst sich und als ich endlich stehen bleiben darf, stütze ich die Hände auf die Knie, schnaufe schnell und tief. Und bin mit einem Mal ganz ruhig.

Den Rest des Weges legen wir in gemächlichem Trab zurück. Immer wieder weist mein Therapeut mich auf besondere Bäume hin, das Zwitschern der Vögel, ich nehme den Geruch des Waldes wahr. Und mein Herz hat seinen normalen Takt wiedergefunden.

Was war geschehen? Das, was Herr Sapiens stets bei der Mammutjagd erlebte: Durch die Anspannung und die Angst im Angesicht des fußballtorgroßen Fellelefanten steigen sein Puls und sein Herzschlag bis ins schier Unendliche, der Steinzeitmensch ist bis in die äußerste Spitze seines verfilzten Haares gespannt und aufmerksam bei der Sache. Seine Muskeln sind bestens durchblutet, und wenn er dann den Spurt hinlegen muss, um das Mammut zu erwischen, baut sein Körper die Spannung in Energie um – und damit ab.

Leider gibt es für den Homo sapiens des 21. Jahrhunderts kaum Gelegenheiten, auf Mammutjagd zu gehen. Unsere Jagdreviere sind die Einkaufsmeilen, der Arbeitsplatz, der Haushalt. Unser Training? Leider bei vielen Menschen – wie auch bei mir als bekennende Couch-Potato – so gut wie gar keines.

Treppen steigen? Wozu, wenn es den Aufzug gibt? Ein strammer Fußmarsch? Nicht doch, in der Garage steht der neue Wagen. Bequem für uns, schlecht für unser Herz. Denn das ist bekanntlich ein Muskel, der trainiert werden kann und will.

Ich habe mir einen Crosstrainer angeschafft. Das Rumrennen im Wald ist nicht mein Ding. Lieber bin ich in meinen eigenen vier Wänden und kann, während ich mich für die Mammutjagd fit mache, nebenbei fernsehen.

Anfangs habe ich noch vor dem Wetterbericht der *Tagesschau* keuchend schlapp gemacht. Aber nach zwei Wochen habe ich schon eine ganze Folge *Lindenstraße* durchtrainiert. Und nach weiteren 14 Tagen sogar noch ein Stück *Weltspiegel* dazu durchgehalten. Natürlich war ich auf Schongang programmiert und wollte mich nicht allzu sehr anstrengen. Ein klopfendes Herz? Panik. Keuchender Atem? Panik. Rasender Puls? Panik! Nach und nach habe ich aber am eigenen Leib gemerkt, dass dies alles gesunde Reaktionen sind. Wer einen akuten Herzanfall hat, der kann keine zwei Minuten auf einem Laufband strampeln!

Mein Tipp

Bringen Sie Ihren Kreislauf auf Trab! Patienten, die regelmäßig Sport treiben, sind laut Studien ausgeglichener. Ein Marathon muss es nicht sein, der tägliche Abendspaziergang ist genauso wirksam.

11.

Tu es immer wieder

Seit unzähligen Monden schüttet der Himmel sein Wasser über dem steinzeitlichen Wald aus. Die Erde hat sich vollgesogen und dort, wo einst nur kleine Rinnsale waren, schlängeln sich nun breite Bäche durch die Landschaft. Herr Sapiens stapft missmutig von einer Pfütze zur nächsten. Seine nassen Fellschuhe geben bei jedem Schritt schmatzende Geräusche von sich, er ist von oben bis unten mit Matsch bespritzt. Unser Steinzeitmensch schüttelt sich, als er daran denkt, was seine Frau zu seinem Aufzug sagen wird, wenn er wieder zurück in der warmen Höhle ist. Beinahe kann er ihr Gekeife schon hören ... doch stattdessen hört er ein Knurren. Vorsichtig schielt er hinter sich und kann nur mit Mühe einen Schrei unterdrücken: Hinter ihm steht ein Bär, hoch aufgerichtet, die Zähne gefletscht und die Pranken erhoben. Das Tier hat Hunger.

Der Jäger erstarrt. Nicht bewegen, keine Regung, sonst ... Die Bestie brummt und reckt die Nase in die Luft. Nimmt Witterung auf und setzt zum Sprung an. Der Steinzeitmensch will wegrennen – da rutscht sein linker Fuß seitwärts weg und er gerät ins Schlingern. Mit dem Speer will er sich abstützen, doch die matschige Erde bietet keinen Halt. Mit einem »Pflatsch« sitzt er auf dem Hosenboden, kullert den Hang hinunter, nimmt das dumpfe Geräusch wahr, als sein struppiger Schädel gegen den Baumstamm knallt. Einen Moment lang bleibt er benommen liegen, schnappt nach Luft.

Oben am Hügel steht der Bär. Der Wind hat die Spur von ihm weggetrieben. Das Tier brüllt, schnuppert ... und trottet davon.

Lange Zeit verharrt der Jäger regungslos. Dann, nach Stunden vielleicht, rappelt er sich hoch und macht, so schnell die Fellschuhe es auf dem Matsch erlauben, dass er das Weite sucht. Die Angst sitzt ihm noch immer im Nacken. Viele Monde werden ins Land gehen, ehe unser braver Jäger sich wieder an diese Stelle des Tales traut. Wenn überhaupt ...

Meine Raubtiere waren die Post, der Supermarkt, der Metzgerladen. Obwohl mir dort nie etwas Schlimmes passiert ist. Aber mein Gehirn hat Fantasie und gaukelte mir alle möglichen Bären und Säbelzahntiger vor: eine Massenpanik, ein Brand, ein einstürzendes Dach.

Zu Beginn meiner Panikattacken konnte ich noch ganz gut einkaufen gehen, doch je länger ich krank war, je mehr Raum die Attacken einnahmen, desto weniger Orte waren für mich nicht mit Angst besetzt. Wo immer ich auch nur den leisesten Anflug von Unsicherheit oder Ängstlichkeit verspürt hatte, konnte ich sicher sein: Wenn ich das nächste Mal an diesen Ort gehe, werde ich auf der Stelle tot umfallen. Also begann ich damit, die Orte, an denen ich mit einer Panik rechnen konnte, zu meiden. Einkaufen ging ich entweder nur dann, wenn mein Mann am Samstag Zeit hatte und mich begleiten konnte, oder wenn es sich partout nicht mehr vermeiden ließ – dann nämlich, wenn meine Familie sonst nichts mehr zu essen bekommen hätte. Sie glauben ja gar nicht, mit wie wenigen Zutaten man ein Mahl für vier Personen zubereiten kann! Ich war richtig gut darin, mich vor allen Situationen zu drücken, die mir Angst machten. Dass nicht der Supermarkt mich ängstigte, sondern meine Vorstellung, ich könnte zwischen den Regalen kollabieren, neben den Gurkengläsern und Tomatendosen ersticken, zwischen Salat und Höschenwindeln einen Schlaganfall bekommen, wusste ich lange Zeit nicht.

Viele Wochen lang musste ich mich regelrecht am Einkaufswagen festklammern, um nicht in den Regalreihen zusammenzubrechen. Vor lauter Schwindel konnte ich kaum erkennen, was ich da aus den Regalen fischte (und Sardellenpaste zu Magerquark geht nun wirklich nicht), und bis ich an der Kasse anlangte, war mein Puls kurz vor dem Durchdrehen und ich in Schweiß gebadet. Shopping als Hochleistungssport!

In jenen Wochen habe ich die Segnungen des Versandhandels lieben gelernt. Hätten Sie gewusst, dass man im Onlineshop großer Drogerien auch Hundefutter, Kekse und Kaffee ordern kann? Alles, ohne das Haus zu verlassen. Und dann sind da ja noch die Tiefkühl-Heimservices. Überteuert, dass es kracht, aber Lieferung frei Kühltruhe.

Was es aktuell in den Supermärkten an schönen Schnäppchen gab, kannte ich nur noch aus den Prospekten, die in meinem Briefkasten lagen. Beim Postamt war ich monatelang nicht, Briefmarken gibt es schließlich auch am Automaten. Und Brot wird bei uns auf dem Land zweimal die Woche mit einem mobilen Bäckerwagen ausgefahren.

Ich hatte mich gut eingerichtet in meinem Asyl ...

Fand ich anfangs. Irgendwann aber wurde mir klar, dass ich nichts mehr vom Leben hatte. Ich hatte mich selbst weggesperrt und mit jedem Laden, den ich mied, mir ein Stück Freiheit geraubt. Mein Radius war kleiner als der eines Säuglings. Dabei hatte ich doch eine Familie zu versorgen! Wie so oft war auch hier mein Therapeut derjenige, der mir den Nussknacker für mein Problem gereicht hat. Kurz gesagt lautete seine Lösung: »Tu es immer wieder!«

Klingt einfach. Ist in der Praxis aber ein haarsträubendes Abenteuer. Ich soll wieder und wieder in den Supermarkt gehen? Wunderbar. Nur muss ich erst mal dort hinkommen. Allein die Fahrt war ein schweißtreibendes Unternehmen. Und bis ich auf dem Parkplatz angekommen war, fühlte ich mich so elend, als müsse ich mich jeden Augenblick auf das Lenkrad übergeben. Keine zehn Pferde hätten mich in diesen Momenten aus dem Auto zerren können, so fest krallte ich mich am Steuer fest. Wahrscheinlich habe ich in jenen Wochen den Rekord im »Supermarkt-Dauerparken« aufgestellt. Wenn also das *Guinessbuch* Interesse hat ...

Nur Jacobson und ganz bewusstes Atmen haben mir geholfen, dass ich aussteigen konnte. Zehn, zwanzig Minuten *nach* Ankunft vor dem Laden. Den Euro in den Schlitz des Einkaufswagens zu schieben, habe ich auch erst im dritten oder vierten Anlauf geschafft, so sehr haben meine Hände gezittert. Irgendwann aber war ich dann drin in der Höhle des Löwen. Spätestens beim Gemüse, also nach dem Obst der zweiten Station des Parcours, war ich fertiger als ein Schnitzel aus der Tiefkühltruhe.

Verspannter Nacken, komplett flache Atmung, Brummen in den Ohren, Schwindel und Angst. Nackte Angst. Die Regale rings um mich herum begannen zu schwanken und die Gänge wurden immer länger, je weiter ich lief. Das Szenario sah für mich so aus, als habe Alfred Hitchcock mit einer kunstfertigen Kameraführung gearbeitet.

Irgendwie musste ich es geschafft haben, ohne Kollaps an die Kasse vorzudringen. Wann und warum ich Beuteltee (den ich nicht besonders mag), Katzenfutter (das mein Hund nicht frisst) oder Hühnerleber (die außer dem Hund keiner mag) in den Wagen gepackt hatte, wusste ich nicht, aber es war mir in diesem Moment auch herzlich egal. Denn vor mir standen drei Leute an der Kasse und kaum hatte ich mich angestellt, drängten von hinten schon die nächsten Hausfrauen mit ihren voll beladenen Einkaufswagen nach. Ich war eingekeilt. Flucht ausgeschlossen. Mein Magen drehte sich um und mir wurde schwarz vor Augen. Was würde ich tun? Umfallen oder auf das Band spucken?

Doch nichts geschah. Rein gar nichts.

Ich bin weder kollabiert, noch habe ich mein Mittagessen wieder von mir gegeben. Nach wenigen Minuten stand ich wieder auf dem Parkplatz. Und wollte eigentlich nur noch eines: nach Hause, mich verkriechen.

Aber da meine Eltern mich zum Gehorsam gegenüber Vorgesetzten erzogen haben, tat ich das, was mein Therapeut verlangt hatte: Ich packte Leber, Tee und Katzenfutter ins Auto und machte noch einmal die Runde durch den Supermarkt. Kaffee, Joghurt.

Zurück zum Auto. Wieder hinein. Kaugummis, Gummibärchen. Auto. Und dasselbe noch einmal.

Von Mal zu Mal schwankten die Regale weniger und die Gänge blieben so breit, wie sie waren. Nach dem zehnten Durchgang (und einem mittlerweile ziemlich vollen Kofferraum) ging ich dann zu Stufe zwei über. Ich brachte den Einkaufswagen, an dem ich mich so wunderbar festhalten konnte, weg und betrat den Laden erneut, diesmal ohne »Krücke«. Ich schnappte mir eine Kekspackung und war auch schon an der Kasse.

Kein Kollaps. Also das Ganze noch einmal. Noch mal verschärft.

Beim Anstehen an der Kasse ließ ich jeden, der mit seinem vollen Wagen hinter mich fuhr, vorgehen. Jedes Mal, wenn ich eingekeilt war zwischen genervten Müttern, plärrenden Kindern und Senioren mit unendlich viel Zeit, pikte mich die Panik. Und ich war selbst erstaunt, dass ich die Worte »Sie können gerne vorgehen« eben noch herauspressen konnte. Zehn, zwanzig Minuten stand ich mit meinen Keksen vor der Kasse.

Und. Es. Passierte. Nichts!

Außer, dass ich mehr Luft bekam, der Schwindel nachließ und die Angst von Minute zu Minute kleiner wurde. Irgendwann war der Punkt erreicht, den mein Therapeut mir prophezeit hatte: Es wurde mir stinklangweilig.

Sieben oder acht solcher Nachmittage in den örtlichen Supermärkten habe ich verbracht. Vermutlich haben die Angestellten dort mich für komplett bescheuert gehalten. Mindestens aber für so vergesslich wie eine Scheibe Toastbrot.

Von Mal zu Mal hatte ich weniger Angst, den Laden zu betreten. Und irgendwann kam der Moment, als ich im Auto Freudentränen geheult habe: Ich hatte in aller Ruhe in den Regalen gestöbert. Und all das eingekauft, was ich wollte. Ich hatte mich sogar im Plauderton mit der Kassiererin unterhalten.

Ohne Panik!

Es war ein berauschendes Gefühl. Aber fast noch schöner war, als ich mit einer Freundin aus der Selbsthilfegruppe dieses Training gemacht habe. Auch ich hätte mir anfangs gewünscht, dass da jemand wäre, der mich aus dem Auto und durch die Gänge scheucht.

Ihr hat es geholfen, dass ich sie angetrieben habe. Und auch Therapeuten raten dazu, dieses Training nicht unbedingt allein zu machen. Jedenfalls gehen wir heute gemeinsam bummeln. Ohne Angst, aber mit dem guten Gefühl, das zu tun, was »gesunde« Frauen auch können und was jedem Weib im Blut liegt: Shoppen!

Mein Tipp

Was Sie immer und immer wieder tun, wird langweilig. Auch der Panik: Wiederholen Sie Situationen, die Ihnen Angst machen, so oft, bis die Panik vor Langeweile gähnt.

12.

Raus in die Natur

Das Rad ist noch nicht erfunden, die Höhle nur zum Schlafen da und Herr Sapiens den ganzen Tag zu Fuß an der frischen Luft unterwegs. Und auch seine Frau hatte wenig Zeit, sich faul auf den Fellen zu rekeln, stattdessen musste sie Beeren sammeln, Holz für das Feuer zusammenklauben, die Kinder im dichten Unterholz suchen ... Unsere Urväter und -mütter waren den ganzen Tag in Bewegung und an der frischen Luft.

Mittlerweile sind nicht nur das Rad und die Zentralheizung erfunden worden. Laufen müssen wir kaum mehr, Automobil, Fahrstuhl oder Rolltreppe sei Dank. Die Muskeln der Steinzeitmenschen haben wir gegen Hüftringe eingetauscht. Und nachdem wir den ganzen Tag gesessen haben – am Schreibtisch, beim Essen, in der Bahn –, jagen wir am Abend mit der Fernbedienung nach dem besten Fernsehprogramm. Bequemer konnte es auch ein römischer Senator, der sich auf der Liege rekelte und von den Sklavinnen Trauben in den Mund stecken ließ, kaum haben.

Leider, und das wissen wir alle, ist dieser Lebenswandel alles andere als gesund. Aber bedauerlicherweise neigen gerade Menschen, die unter Panikattacken leiden, dazu, sich zu Hause einzuigeln und alles zu vermeiden, was den Puls nach oben treiben könnte. Denn ein schneller klopfendes Herz könnte ja einen akuten Infarkt bedeuten. Und die Schweißausbrüche bei einem strammen Marsch deuten auf sofortigen Kollaps hin ...

Fast schon gesund leben da diejenigen von uns, die Angst vor Fahrstühlen haben und stattdessen lieber Dutzende Stockwerke per Treppe besteigen. Aber: Durch Klimaanlagen gefilterte Luft ist weniger gut für den Körper, als seine Lungen mit frischer Waldluft vollzupumpen. Ich gebe zu: Ich war, bin und bleibe wohl eine passionierte Sofa-Kartoffel. Aber so ein Aufenthalt draußen, mindestens einmal am Tag, tut richtig gut. Wollte ich anfangs auch nicht glauben. Und hatte auch jede Menge Ausreden parat. Mal war es zu kalt, dann zu regnerisch, dann wieder viel zu heiß, und spazieren gehen ist sowieso langweilig. Ganz abgesehen davon, dass mich niemand findet, wenn ich allein im Wald unterwegs bin und etwas passiert.

In den Wald gehe ich tatsächlich selten, raus aber öfter am Tag – Hund sei Dank, dazu jedoch später mehr. Wir haben einen Garten, der gepflegt sein will. Und meine Kinder sind begeisterte Radler. Die lassen nicht mal Mutters Argument, dass sie mit dem Helm auf dem Kopf leicht debil aussieht, gelten. Aber auch, wenn Sie in einer Mietwohnung leben, in der keine Haustiere erlaubt sind, wenn Sie keine Kinder haben, Ihre Wohnung an der Hauptverkehrsstraße liegt und noch nicht mal einen Balkon hat: Frische Luft können auch Sie tanken. Überall und kostenfrei! Ich habe viele Jahre lang in Stuttgart gelebt. Für den Schwaben eine Großstadt, für den Rest der Republik ein Dorf.

Jedenfalls hatte ich dort weder Balkon noch Haustier noch Kinder. Aber mit der Zeit viele schöne Orte gefunden, an denen ich im Freien sein konnte. Da waren der Stadtpark oder die Weinberge. Und, für viele vielleicht zu makaber, für mich aber sehr entspannend, die wunderschönen Friedhöfe. Gut, da wird man stets und ständig an die eigene Sterblichkeit erinnert, aber auch das kann ein gutes Trainingsfeld sein. Und: Diese letzten Ruhestätten sind in der Regel sehr gepflegt, mit bequemen Bänken zwischen den Grabreihen ausgestattet und man kann sicher sein, nicht von grölenden Jugendlichen, die ihr Bierchen stemmen, gestört zu werden, wenn man in Ruhe ein gutes Buch lesen will.

Ach so … Sie leben allein? Und keiner schiebt Sie zur Haustüre hinaus? Also müssen Sie auch nicht an die frische Luft?

Dann tricksen Sie sich aus.

In den meisten Städten werden Menschen, die Patenschaften für Spielplätze oder kleinere Blumenanlagen übernehmen, händeringend gesucht. Diese freiwilligen Landschaftsgärtner erhalten meist sogar eine kleine finanzielle Aufwandsentschädigung – in jedem Fall aber den inneren Zwang, sich draußen zu bewegen. Sei es, dass Sie drei Mal in der Woche den Müll aus dem Sandkasten klauben, die Blumen stutzen oder sogar die Hecken schneiden. Was auch immer Sie tun: Ihre Lungen tanken in dieser Zeit Sauerstoff und Sie sind durch die Arbeit abgelenkt. Und: Sich drücken geht nicht, denn wer will schon im Ernst Ärger mit dem Bürgermeister?

Natürlich können Sie auch mit fremden Hunden regelmäßig Gassi gehen. Den Garten der in die Jahre gekommenen Nachbarn von Laub und zu viel Gras befreien, im Winter die Streu- und Räumdienste in der Nachbarschaft übernehmen. Ganz egal, was Ihnen einfällt, um sich selbst regelmäßig vom Sofa zu locken: Tun Sie es!

Mein Tipp

Sonne, frische Luft, Natur… Gehen Sie raus, wann immer es geht. Suchen Sie sich einen Lieblingsplatz im Park und erklären Sie den zu Ihrer Entspannungszone unter freiem Himmel.

13

Raus aus dem Netz

Die Locke steht widerspenstig vom Kopf ab. Mit den Fingern streiche ich sie hinter das rechte Ohr. Und zucke zusammen: Wenn ich den Kieferknochen berühre, tut es weh. Sehr weh. Richtig weh.

Ich sollte die Finger davon lassen, buchstäblich. Kann ich aber nicht. Im Abstand von Millisekunden taste ich den Knochen ab. Fühle einen stechenden Schmerz rund um einen kleinen Knubbel. Ich drücke, taste, renne zum Spiegel. Meine rechte Wange fühlt sich kribbelig und taub an. Das Auge scheint geschwollen zu sein. Ich starre mich selbst im Spiegel an. Die Wange ist nicht dick. Das Auge sitzt perfekt in der Höhle. Und doch ist da dieser Knubbel. Ein Knoten? Eine Geschwulst? Krebs? Natürlich. Ich habe Krebs. Das kann nur Krebs sein.

Mein Herz rast. Meine Hände sind feucht vom Schweiß, als ich mit zitternden Fingern den PC hochfahre. Die Seite, auf die ich will, ist längst unter den Favoriten gespeichert, aber ich könnte die Webadresse auch im Schlaf eintippen.

Mein Internetarzt hat immer Sprechstunde. 24 Stunden am Tag.

Ein Mausklick genügt und ich kann meine Symptome in die Suchmaske eintippen. Kein langes Warten in der Praxis, kein Panikanfall angesichts des mit niesenden, röchelnden Grippepatienten gefüllten Wartezimmers. Also rasch das eingetippt, was mir auf dem Kieferknochen liegt: Kiefer – Schwellung – Schmerzen. Schnell noch den Suchbutton gedrückt und schon spuckt mein virtueller Arzt ein Dutzend möglicher Krankheiten aus: Mundhöhlenkrebs, Kieferknochenkrebs, Zungenkrebs, Lymphdrüsenkrebs.

Ich hab es gewusst.

Ich werde sterben.

Krebs.

Die Panik streckt ihre eiskalten Finger nach mir aus.

Tränen schießen mir in die Augen und zwischen Brechreiz und hysterischem Lachen zieht vor meinem inneren Auge mein viel zu kurzes Leben an mir vorbei.

Ich sehe mich in der Klinik, ein klaffendes Loch im Gesicht, dort, wo die Ärzte die Geschwulst herausgeschnitten haben. Meine Kinder wenden sich ab von mir, dem Monster, und ich werde froh sein, wenn ich nicht mehr leben muss.

Kurz glimmt der Lebenswille auf. Ich besuche noch weitere Gesundheits- und Medizinseiten im Internet. Doch sie alle stellen dieselbe Diagnose: Der kleine Knubbel am Kiefergelenk wird mich umbringen. Bald. Unerbittlich. In Tränen aufgelöst rufe ich meinen besten Freund an. Er hat Medizin studiert.

Und bricht in schallendes Gelächter aus, als er eine halbe Stunde später meine Wange betastet. »Das ist nichts Schlimmes, so schnell und plötzlich wuchert kein Krebs.«

Sagt er. Glaube ich ihm aber nicht wirklich.

Also mache ich einen Termin bei meinem Hausarzt. Bis ich am nächsten Tag endlich im Behandlungszimmer sitze, habe ich im Geiste mein Testament geschrieben und meine eigene Beerdigung geregelt, inklusive der zu spielenden Musiktitel und dessen, was ich im Sarg tragen will. Noch ehe der Arzt mir zur Begrüßung die Hand gereicht hat, weiß ich, was er mir in wenigen Augenblicken sagen wird: »Sie haben Krebs.« Mir ist schlecht.

Der Arzt tastet, drei, vier Sekunden lang. Dann macht er den Mund auf und sagt die schicksalsschweren Worte: »Das ist nichts Schlimmes.«

Ich verlasse die Praxis mit einem Rezept für hoch dosiertes Vitamin B gegen die Entzündung und dem Rat, mich an den Dentisten meines Vertrauens zu wenden.

Das Vitamin tut seine Wirkung. Der Knubbel wird kleiner. Das geschwollene Gefühl in der Wange auch. Aber die Panik bleibt.

Denn ich habe ja im Netz die Gewissheit erlangt, dass es sich hier nur um Krebs handeln kann. Was weiß ein Hausarzt schon davon?

Mit zitternden Knien nehme ich wenige Tage später auf dem Behandlungsstuhl des Zahnarztes Platz. Die Frau Doktor begrüßt mich und natürlich erkenne ich Mitleid in ihrem Blick, noch ehe ich ihr mein Anliegen geschildert habe. Dann greife ich nach ihren behandschuhten Fingern und lege sie an meine Geschwulst. Sie nickt wissend und bittet mich, den Mund auf- und wieder zuzumachen.

»Wie im Lehrbuch«, sagt sie, mit diesem Unterton, der bedeutet: »Die arme Frau hat Krebs im Endstadium.«

Die Zahnärztin bittet mich, in den Spiegel zu sehen und abermals den Mund auf- und zuzumachen. Ich mache ihn auf. Und zu. Sie nickt wieder.

»Sehen Sie es selbst?«, fragt sie.

Ich sehe.

Mein Mund geht nicht gerade auf, sondern schief.

»Wie im Lehrbuch«, sagt die Dentistin noch einmal.

Ich wundere mich, dass sie nicht zusammenzuckt, als der tonnenschwere Stein von meinem Herzen fällt. Ich habe eine harmlose Kieferfehlstellung. Verursacht durch zu festes Zusammenbeißen der Zähne (das machen Panikpatienten sehr oft, achten Sie mal auf sich selbst!). In dem Moment, als sie es mir erklärt, merke ich es selbst – ich quetsche die Zähne mit aller Macht aufeinander. Da kann nur noch eines helfen: eine Plastikschiene ähnlich jenen, die Boxer tragen. Die Gipsabdrücke lasse ich mit einem fröhlichen Lächeln (soweit man mit einem Mund voller Gipsmasse eben grinsen kann) über mich ergehen. Denn: Ich! Habe! Keinen! Krebs!

Die Sache mit dem Knubbel und dem Ohrkrebs im Endstadium ist nur eines von Hunderten Beispielen. Ich hatte schon viele tödliche Krankheiten. Klar diagnostiziert nach der Recherche auf medizinischen Internetseiten und in Foren, wo sich Betroffene und wirklich (!) Erkrankte austauschen können. Das Jucken in der Kniekehle? Hautkrebs. Das Ziehen unterhalb der linken Rippe? Embolie. Der stechende Kopfschmerz über dem rechten Auge? Kommt nicht vom Glas Rotwein, sondern ist laut Internet ganz klar ein Gehirntumor.

Ganz egal, welches Symptom Sie eingeben: Im Internet werden Sie fündig. Dort stehen die schlimmsten Diagnosen und leider meistens *nur* diese. Dass jedes Ziehen und jedes Zipperlein tausend harmlose Ursachen haben kann (und meist auch hat), verrät Ihnen von den virtuellen Doktoren eigentlich keiner. Warum auch, schließlich sollen diese Internetseiten einen Überblick über Krankheiten geben. Wirkliche Krankheiten. Und nicht über das kleine Zipperlein, das jeden mal plagt. Viele Seiten empfehlen außerdem gleich die passenden Medikamente. Dann können Sie fast sicher sein, auf keiner unabhängigen Website, sondern auf einer Werbeseite der Pharmaindustrie gelandet zu sein.

Das heftige Herzpochen, das ganz plötzlich kommt, kennen Sie als Panikpatient bestimmt. Mit einem Mal haben Sie das Gefühl, das Herz hämmert mit voller Wucht von innen gegen Ihre Brust. Sie spüren jeden Herzschlag, bis in den Hals hinauf. Sie haben nun zwei Möglichkeiten: erstens in eine Panik zu verfallen oder zweitens sich klarzumachen, dass solch ein gelegentliches Spüren des eigenen Herzens völlig normal und gesund ist. Selbst mein Hausarzt »leidet« unter diesem Phänomen der Extrasystolen. Und holt noch das Positive dabei heraus: Nur Menschen, die sensibel sind für sich und den eigenen Körper, haben das Glück, dann und wann zu fühlen, dass der Motor noch läuft. Wenn es gelegentlich mal ruckelt, ist das, nach Diagnoseeingabe im Internet, ein drohender Infarkt. Oder, nach Diagnoseeingabe an den gesunden Menschenverstand, Teil des Rhythmus einen kerngesunden Muskels.

Internetforen, in denen es um die Gesundheit geht, sind ein weiteres Phänomen, das Menschen mit Panikstörungen tiefer in die Ängste treiben kann. Mich jedenfalls. Denn egal, was ich gerade selbst bei mir diagnostiziert habe, ein Klick genügt und ich finde mindestens ein Dutzend Foren, in denen Betroffene sich austauschen. Ihre Leidenswege schildern. Jammern. Sich ausheulen.

Das ist gut so. Richtig gut. Für die wirklich Kranken.

Ich weiß, wovon ich spreche, schließlich bin ich begeistertes Mitglied einer Selbsthilfegruppe. Aber stellen Sie sich mal vor, ein »gesunder« Mensch nimmt einen Abend lang bei uns teil. Er wird hören, dass die einen sich schlapp fühlen und die anderen keine Lust auf gar nichts haben, dass die einen den ganzen Tag heulen könnten und die anderen Bammel davor haben, auf einen Kirchturm zu steigen. Der »Gesunde« wird nun entweder sagen: »Wie gut, dass ich normal bin.« Oder er wird, wenn er über das notwendige Quäntchen Fantasie verfügt, sicher sein, selbst an Depressionen und Angsterkrankungen zu leiden. Denn »Null Bock« kennt jeder und die kleine Angst vor der großen Höhe auch …

Natürlich ist nicht alles schlecht, was man im Internet oder auch in Fachbüchern findet. In Zeiten der Panik aber sollten Sie einen Bogen um diese Sammlungen medizinischer Fakten machen.

Ich selbst verzichte mittlerweile konsequent darauf, meine Zipperlein in eine Zufallsmaschine im World Wide Web einzutippen.

Und ich halte es mit dem weisen Ausspruch von Mark Twain: »Seien Sie vorsichtig mit Gesundheitsbüchern – Sie könnten an einem Druckfehler sterben.«

Mein Tipp

Das Internet weiß alles? Mag sein – aber nicht alles wollen wir wissen. Stöpseln Sie öfter mal den PC aus! Ein fester internetfreier Tag die Woche kann so schön sein!

14.

Abwarten und Tee trinken

Die Lider lassen sich nur schwer heben. Draußen ist alles grau – und mir graut vor dem Morgen. Mit ächzenden Gliedern schleppe ich mich aus dem Bett und, einen kleinen Umweg zur Toilette nehmend, in die Küche. Es folgt der wichtigste Handgriff des Tages: das Einschalten des Kaffeeautomaten. Nur noch ein paar Sekunden, dann rattert die Mühle und blubbert die Brühvorrichtung.

Milch zum frischen Kaffee dazugießen, die Zeitung aus dem Briefkasten fischen und mit der ersten Zigarette des Tages ist das Frühstück fertig. Meine Mutter schüttelt an dieser Stelle den Kopf. Mein Arzt auch. Beide haben recht: Das ist das ungesündeste Frühstück, das man sich denken kann. Aber ich schaffe es nun mal nicht, vor der ersten Tasse Kaffee auf Touren zu kommen. Mein Hirn scheint wie verklebt zu sein und der Pförtnermuskel an meinem Magen hält das große Schild »Kein Durchgang für gesundes Müsli« ganz weit nach oben. Das war schon so, als ich noch unter einem Meter groß war. Und das wird sich wohl auch nie wirklich ändern.

Allerdings: Meine Kaffeemaschine hat in den letzten Monaten viel, viel weniger Arbeit mit mir und meinem Kaffee. Die Tasse am frühen Morgen ist ein Muss. Dann folgten früher vier oder fünf weitere Becher am Vormittag, natürlich der Verdauungskaffee nach dem Mittagessen und am Nachmittag gehörten ein schöner Cappuccino oder ein Espresso dazu. Es gibt Latte macchiato, Milchkaffee in großen französischen Boule-Tassen, es gibt aromatisierte Bohnen mit Haselnuss-, Schoko- oder Vanillegeschmack. Es gibt den kleinen Schwarzen für zwischendurch, den Pappbecher to go ... wunderbares Kaffeeland!

Und ich mittendrin.

Aber Kaffee schmeckt nicht nur gut, macht wach und fit, sondern hat, wie jedes Gift, auch seine Nebenwirkungen.

Die sind zwar durchaus erwünscht, verstärken aber unter Umständen die Panikattacken. Das im Kaffee enthaltene Koffein zum Beispiel bringt den Kreislauf in Schwung. Das Herz klopft etwas schneller, der Blutdruck steigt leicht an. Bei erfahrenen Kaffeetrinkern ist die aufputschende Wirkung zwar verschwindend gering, aber dennoch vorhanden. Und selbst eine Kaffeetante wie ich kann dann und wann noch erleben, dass die Hände nach einer starken Tasse des arabischen Gebräus zu zittern beginnen.

Sie müssen nicht im Kaffeesatz lesen können, um zu ahnen, was jetzt kommt ... genau! Abwarten und Tee trinken. Im vergangenen Jahr habe ich meinen Koffeinkonsum radikal eingeschränkt. Nach einer, höchstens zwei Tassen am Morgen ist Schluss. Den

Verdauungsmokka gönne ich mir weiterhin, aber am Nachmittag kommt dann entweder Tee oder koffeinfreier Kaffee in die Tasse (wobei der, ganz ehrlich, gewöhnungsbedürftig schmeckt und nur ein schlechter Ersatz ist, geschmacklich gesehen). Schwarzer Tee kommt mir dabei allerdings nicht in die Kanne. Erstens macht er braune Ränder in meiner heiß geliebten Kanne (die ich lange suchen musste – es gibt ja urhässliches Geschirr ...) und an den Zähnen. Und zweitens ist da jede Menge Tein drin, das Koffein des Tees.

Auch grüner Tee ist mit Vorsicht und Eieruhr in der Hand zu brühen, sonst hat man schnell ein aromatisiertes Getränk in der Tasse, das den Kreislauf so richtig in Schwung bringt.

Ich habe die wunderbare Welt der Kräuter- und Früchtetees für mich entdeckt. Zu meinen persönlichen Favoriten zählt alles, was mit Ingwer zu tun hat.

Erstens ist das gesund und zweitens ist der leicht scharfe Geschmack ideal, um bei einer akuten Panik gegen die Angst »anzutrinken«. Der Schluckreflex und das bewusste Schmecken des Aromas im Mund lenken ab von der Angst. Natürlich ist der Weg zum Tee für passionierte Kaffeetrinker ein schwerer. Ich habe ihn mir versüßt, indem ich meine persönliche Teezeremonie entwickelt habe.

Dazu gehören meine wunderschöne Kanne, die dazu passenden Tassen (genau die flachen runden aus der bekannten Teewerbung im Fernsehen) und ein hübsches Stövchen.

Wenn diese Utensilien schön dekoriert auf der Küchenplatte stehen, steigt meine Laune automatisch. Mittlerweile habe ich einen großen Vorrat an verschiedenen Teesorten und kann je nach Stimmung wählen. Dabei gehe ich immer der Nase nach. Was ich gut riechen kann, das ist in diesem Moment auch gut für mich. Denn unser Wunderwerk Körper weiß eigentlich von ganz allein, was er braucht und worauf er Lust hat. Manchmal eben auch auf Kaffee. In Maßen. Und mit Genuss. Von der Liste der Grundnahrungsmittel habe ich ihn gestrichen …

Mein Tipp

Auch wenn der Kaffee noch so gut schmeckt – Koffein lieber nur in Maßen genießen. Es gibt auch leckere Kräuter- und Früchtetees!

15

Kreativ werden

Leises Schnarchen dringt zwischen den Fellen hervor. Auf nackten Füßen schleicht die Steinzeitfrau zur Schlafecke. Die Kinder schlummern selig, das kleinste liegt zusammengerollt wie ein Igel in den Armen der mit offenem Mund schnarchenden Großmutter. Frau Sapiens aber wälzt sich seit Stunden auf ihrem Fell hin und her. Sie ist müde. Eigentlich. Findet aber keinen Schlaf – die Gedanken purzeln in ihrem Kopf hin und her und die Schnarchgeräusche der anderen machen es auch nicht leichter.

An Schlaf ist nicht zu denken. Je mehr sie versucht, endlich in einen tiefen Traum zu fallen, desto nervöser und angespannter wird sie. Irgendwann gibt die Steinzeitfrau auf und zieht sich die Fellschuhe über. Noch einmal wirft sie einen Blick auf die wohlig glimmende Feuerstelle. Hebt ein paar spitze Steine vom Höhlenboden auf. Wischt mit der Hand ein paar Blätter zur Seite. Dann kriecht sie durch den Höhleneingang ins Freie.

Die Sonne hat kaum genug Kraft, um sie zu wärmen. Frierend hockt sie auf einem Felsbrocken und starrt in die Ferne. Vor drei Monden ist ihr Mann zusammen mit den Jägern aufgebrochen. Nachdenklich wickelt sie sich eine Haarsträhne um die Finger. Die alte Kette aus Kaninchenknochen hat sie langsam satt. Und das Herumhocken in der Höhle sowieso. Eine neue Kette muss her.

Frau Sapiens hebt einen roten Stein auf und zieht ein paar Striche auf der glatten Felswand. Schnell hat sie ein Kaninchen gezeichnet, einen Jäger, den Speer hoch über dem Kopf erhoben. Und noch einen Jäger. In der einen Hand hält er den Jagdspeer und in der anderen genau die Knochenkette, von der die Steinzeitfrau so lange schon träumt. Mehr und mehr Tiere erscheinen unter ihren Händen auf dem Felsen, kleine Feuerstellen, lachende Kinder. Erst als das Baby zu greinen beginnt, lässt sie den Stein sinken. Verwundert wischt sie sich über die Augen. Die Sonne steht schon tief. Wo ist die Zeit geblieben? Die Malerin lächelt und kriecht in die Höhle. Mit einem fröhlichen Glucksen begrüßt sie ihre Sippe.

So – oder so ähnlich – mag es gewesen sein bei den Steinzeitfrauen. Grübelnd und gelangweilt hockten sie in ihren Höhlen und warteten darauf, dass die Männer saftiges Mammutfleisch nach Hause brachten. Irgendwann war alles Holz gesammelt, waren alle Beeren in den Felsritzen verstaut, alle Felle mit Lederbändern zu groben Kleidern vernäht worden. Die Langeweile war erfunden.

Aber aus Langeweile entsteht Grübeln. Und Grübeln tut nicht gut. Und so haben die klugen Urfrauen vielleicht die Malerei erfunden. Denn nichts entspannt mehr als ein lieb gewonnenes Hobby.

»Mein Hobby ist mein Beruf.« Klingt wie ein Traum? Das Schönste, was einem passieren kann? Ich bin sicher, viele haben mich beneidet, wenn ich diesen Satz sagte. Denn: Schreiben war schon immer meine Leidenschaft und mein liebstes Hobby. Wie wunderbar also, wenn man das zum Beruf machen (und ein bisschen Geld damit verdienen) kann.

Und nach Feierabend?

Der »normale« Mensch zieht sich dann in seine Bastelstube zurück. Holt das 5000-Teile-Puzzle aus der Lade. Werkelt an der Eisenbahn. Stemmt Gewichte. Rennt fünf Runden durch den Stadtpark, trifft seine Kegelmannschaft, installiert eine neue Weiche auf der Märklin-Anlage.

Und ich? Ich hatte nie ein Hobby. Denn mein einziges Hobby, das Spiel mit den Worten, hatte ich zu meinem Beruf gemacht. Sicher, da war noch die Leidenschaft für gute Bücher (meine Tochter sagt dazu »Mamas Büchersucht«). Aber sonst? Nach der Arbeit viel freie Zeit – zu viel Zeit. Zeit zum Grübeln. Stricken, Joggen oder ein Bild malen könnte ich ja immer noch. Später. Irgendwann.

Seneca hat gesagt: »Während man es aufschiebt, geht das Leben vorüber.« Recht hat er, der gute alte Grieche.

Was macht Ihnen Spaß? Probieren Sie aus, was Sie ablenkt. Was Sie in den so genannten »Flow« bringt. Das kann der viel belächelte Töpferkurs bei der VHS sein. Oder das Malen auf einer großen Leinwand (meine neue Leidenschaft). Das Wurschteln im Garten, das Werkeln mit Holz. Probieren Sie ein Musikinstrument aus. Gehen Sie tanzen. Aber verschieben Sie es nicht!

Mein Tipp

Als Kind konnten Sie das noch – ganz eins sein mit sich und dem, was Sie gerade tun. Und sie können es wieder: Kommen Sie in den Flow bei Ihrem liebsten Hobby!

16.

Alles zu seiner Zeit

Die Erde dröhnt und vibriert, als die Mammutherde langsam am Horizont entlangzockelt. Schritt für Schritt wälzen die mächtigen Tiere sich voran. Bleiben stehen, rupfen Grasbüschel aus und kauen verzückt an den frühlingsfrischen Stängeln. Ein kleines Mammut rammt seiner Mutter den wuscheligen Fellkopf in den Bauch. Mama Mammut gibt ein grunzendes Geräusch von sich, ehe sie ihr Baby an die Zitzen lässt. Die anderen Urelefanten wiegen die mächtigen Köpfe hin und her. Eines schaut nach Süden, dort, wo sie das nächste Wasserloch vermuten. Es hat Durst. Und Zeit. Zufrieden seufzt das dicke Felltier und nagt an einer süßen Wurzel, die es mit dem Rüssel aus der Erde gepult hat. Irgendwann werden sie das Wasserloch schon erreichen ...

So ein Mammut kennt keine Uhr. Keine Hektik, keinen Stress (abgesehen von den Tagen, wenn die Steinzeitmenschen auf der Jagd sind). Und wir? Alles auf einmal, alles sofort. Schneller, höher und weiter. Das ist das moderne Hamsterrad, das uns antreibt.

Als ich eine Woche nach der Geburt meines Sohnes aus der Dusche kam und mich im Spiegel betrachtete, kam das heulende Elend hoch. Kopf und Füße sahen aus wie immer und weil ich stillte, hatte ich zum ersten Mal im Leben Brüste, die als solche zu erkennen waren. Dazwischen aber ... ein Schlabberbauch, ausgeleierte Haut, ein Hängepo. Als am Nachmittag meine Hebamme vorbeischaute und ich heulend auf dem Sofa saß, schüttelte sie nur mit dem Kopf und sagte: »Was sich neun Monate lang ausgebeult hat, braucht auch neun Monate, um wieder straff zu werden.«

Wie wahr – und wie wenig tröstlich für eine Mama mit dem Babyblues. Aber tatsächlich: Neun Monate nach der Geburt sah ich nicht mehr aus wie ein ehemals praller Luftballon, dessen Hülle schlaff herumschlabbert.

Alles braucht seine Zeit. Auch die Panik.

Über Wochen, Monate und manchmal Jahre halten Panikattacken und Ängste uns im Griff. Sie beginnen langsam und klein, werden immer mächtiger und haben schließlich unser ganzes Leben im Griff. Leider gibt es kein Medikament und keinen Hebel, mit dem man von heute auf morgen die Panik abschalten kann. Der Weg heraus aus der Panik ist ebenso lang wie der Weg zu jenem Punkt, an dem Sie heute stehen. Rom wurde nicht an einem Tag gebaut und der längste Weg beginnt mit einem kleinen Schritt. Volksweisheiten mit viel Wahrheit, so abgedroschen sie auch klingen mögen.

Am besten und wertvollsten auf den Punkt gebracht hat diese Philosophie der kleinen Schritte für mich Papst Johannes XXIII. Er nennt das »Die

Zehn Gebote der Gelassenheit«. Ich habe sie mir ausgedruckt und in der Küche aufgehängt. »Nur für heute …«, sagt Johannes – und macht damit das Leben überschaubar. Ich muss nicht an einem einzigen Tag alle Ängste besiegen. Ich muss nicht innerhalb von 24 Stunden zu einem gesunden Menschen werden. Ich kann nicht innerhalb eines Tages all meine Probleme lösen.

Aber ich kann heute einen kleinen Schritt gehen, der mich dem großen Ziel näherbringt wie das Mammut dem Wasserloch.

Die Zehn Gebote der Gelassenheit
von Papst Johannes XXIII.

1. **Leben:** Nur für heute werde ich mich bemühen, einfach den Tag zu erleben – ohne alle Probleme meines Lebens auf einmal lösen zu wollen.

2. **Sorgfalt:** Nur für heute werde ich größten Wert auf mein Auftreten legen und vornehm sein in meinem Verhalten: Ich werde niemanden kritisieren; ja ich werde nicht danach streben, die anderen zu korrigieren oder zu verbessern … nur mich selbst.

3. **Glück:** Nur für heute werde ich in der Gewissheit glücklich sein, dass ich für das Glück geschaffen bin … nicht nur für die andere, sondern auch für diese Welt.

4. Realismus: Nur für heute werde ich mich an die Umstände anpassen, ohne zu verlangen, dass die Umstände sich an meine Wünsche anpassen.

5. Lesen: Nur für heute werde ich zehn Minuten meiner Zeit einer guten Lektüre widmen. Wie die Nahrung für das Leben des Leibes notwendig ist, ist die gute Lektüre notwendig für das Leben der Seele.

6. Handeln: Nur für heute werde ich eine gute Tat vollbringen – und ich werde es niemandem erzählen.

7. Überwinden: Nur für heute werde ich etwas tun, wozu ich keine Lust habe. Sollte ich mich in meinen Gedanken beleidigt fühlen, werde ich dafür sorgen, dass niemand es merkt.

8. Planen: Nur für heute werde ich ein genaues Programm aufstellen. Vielleicht halte ich mich nicht genau daran, aber ich werde es aufsetzen. Und ich werde mich vor zwei Übeln hüten: vor der Hetze und vor der Unentschlossenheit.

9. Mut: Nur für heute werde ich keine Angst haben. Ganz besonders werde ich keine Angst haben, mich an allem zu freuen, was schön ist. Und ich werde an die Güte glauben.

10. Vertrauen: Nur für heute werde ich fest daran glauben – selbst wenn die Umstände das Gegenteil zeigen sollten –, dass die gütige Vorsehung Gottes sich um mich kümmert, als gäbe es sonst niemanden auf der Welt.

Mein Tipp

Wir wollen alles. Und das am besten auf einmal. Aber Rom wurde auch nicht an einem Tag erbaut! Finden Sie Ihr eigenes Tempo. Denn Heilung ist kein Wettbewerb, bei dem der Schnellste gewinnt!

17.

Das rechte Maß

Seit die Sonne über den Hügel gekrochen war, durchstreifte sie die Büsche. Die Steinzeitfrau zerrte an dem Fellbeutel, der prall gefüllt war mit Beeren und allerlei Wurzeln.

Die Muskeln ihrer Arme schmerzten und als sie sich aufrichtete, fuhr ihr ein Schmerz in den Rücken, als ob jemand dort einen Feuerstein hineinbohren würde. Frau Sapiens schüttelte die struppige Mähne, als könne sie so den Schmerz abschütteln. Und tatsächlich – schon bald hatte sie vergessen, wie müde sie eigentlich war.

Die Sonne stand schon hoch am Himmel und eigentlich wäre es an der Zeit, sich im Schatten eines Baumes für einen kurzen Moment hinzuhocken und ein paar der saftigen, süßen Beeren zu naschen.

Doch da hinten sah sie einen Busch, dessen Äste sich bis zum Boden bogen, so voll hingen sie mit prallen Früchten. Weiter und immer weiter hastete sie durch den Wald, klaubte Früchte und noch mehr Früchte von den Büschen und wühlte dort, wo sie junges Wurzelwerk vermutete, mit bloßen Händen den harten Boden auf. Ihre Hände bekamen Risse, doch sie leckte nur schnell das Blut von den Fingern.

Dann hievte sie schon wieder den schweren Fellsack über die Schultern und ging weiter, immer weiter ...

Die Sonne war längst hinter dem Horizont verschwunden, als sie sich im letzten fahlen Licht des Tages mit schlurfenden Schritten auf den Rückweg zur Höhle machte. Seufzend ließ sie den Beutel auf den Boden der Höhle gleiten. Aus dem Augenwinkel heraus sah sie das Bärenfell, welches ihr als Schlafstätte diente. Wie gern hätte sie sich mit einem Stück gebratenem Kaninchenfleisch im Magen dort zusammengerollt, um zu schlafen.

Von draußen fiel bleiches Mondlicht in die Höhle. Müde rappelte die Steinzeitfrau sich hoch. Ihre Beine schmerzten und die Arme fühlten sich an, als habe jemand Steine daran gebunden. Ein bisschen noch arbeiten, noch ein wenig tun ... Der Tag ist noch nicht ganz vorbei und sie kann noch einiges schaffen. Wozu schlafen?

Mit einer kleinen Schale voller Beeren trat sie ins Freie, hockte sich auf einen Felsbrocken und begann, im Licht des Mondes die kleinen Stiele aus den Früchten zu pulen. Dass sie, als die fahle Mondsichel hinter den Bäumen verschwand, vom Felsbrocken rutschte, dass die Früchte über den Boden kullerten, bemerkte sie nicht in ihrem tiefen, erschöpften Schlaf. Sie hörte auch nicht das leise Knurren, als der Säbelzahntiger mit leisen Schritten näher kam ...

Pech für unsere Steinzeitfrau – hätte sie besser auf ihren Körper gehört, dann wäre sie am nächsten Morgen frisch, erholt und mit guter Ernte wieder aufgewacht. So aber wurde sie zur Abendmahlzeit des Tigers.

Und genau wie der Tiger krallt die Angst und Panik sich in unsere Seele, wenn wir nicht wissen, wo wir aufhören sollen. Stellen Sie sich vor, Ihre Energie sei auf einem Konto verbucht. Wenn Sie gut mit der Energie haushalten, dann werden Ihnen in regelmäßigen Abständen Zinsen gutgeschrieben. Ihre Kraft wächst, langsam, aber stetig.

Wenn Sie hingegen Ihr Energie-Konto permanent überziehen, dann ist bald außer roten Zahlen – sprich zu viel Stress, der wiederum Angst und Panik macht – nichts mehr übrig. Im günstigsten Fall haben Sie die Gelegenheit, das Konto mit einem Schlag auszugleichen, vielleicht mit einem Wellness-Wochenende. Im Alltag aber dürfte das schwerfallen und es ist sehr wahrscheinlich, dass Ihr persönlicher Energiebankberater in Gestalt einer Panik anklopft. Oder dass sie auf dem schnellsten Weg in den klassischen Burn-out schlittern (was auch keine Alternative ist).

Die Angst füllt das Konto nicht, im Gegenteil. Wie die Sollzinsen eines Girokontos zieht die Kraft, die jede einzelne Attacke kostet, Sie nur weiter ins Minus. Der Automat zieht Ihre Karte ein, wenn Sie neue Energie abheben wollen. Die Zinsen nagen an Ihrem ohnehin überstrapazierten Budget.

Wie im »richtigen Leben« auch haben Sie nur einen begrenzten Betrag zur Verfügung. Bei dem einen ist er größer (in der Regel sind das »gesunde« Menschen), bei dem anderen erheblich kleiner (wir

Paniker gehören in diesem Falle zu den Schlechtverdienern). Aber Kleinvieh macht auch Mist und wer den Pfennig nicht ehrt ... Sie kennen diese Sprüche.

Es gilt also, das rechte Maß zu finden.

Schon der heilige Benedikt von Nursia hat in seinen Ordensregeln beschrieben, dass ohne das rechte Maß ein Leben nicht gut ist. »Das rechte Maß ist die Mutter aller Tugenden« lautet sein Credo, das bis heute als Maßstab für intelligentes Wirtschaften gilt. Wenn sich also Manager in der Tugend des heiligen Benedictus üben, warum dann nicht auch wir?

In den Ordensregeln legte Benedikt feste Zeiten für Gebet, Lesung, Arbeit und Schlaf fest. Zu viel Schlaf? Macht nur noch mehr müde. Zu wenig Schlaf? Macht sowieso schlapp. Die richtige Dosis aber lässt uns die Tage gut überstehen und am Abend zur immer gleichen Zeit wohlig müde ins Bett sinken. Vorausgesetzt, wir haben nicht zu viel gearbeitet, denn das dreht auf. Oder zu wenig, denn das macht auch nicht müde.

Sie müssen nicht beten. Aber Sie können das, was für Benedikt das Gebet war, in Achtsamkeit für sich selbst umwandeln.

Hören Sie auf das, was Ihnen Ihr kleiner Energieberater einflüstert. Dürfen Sie noch ein bisschen länger werkeln? Tun Sie es, aber hören Sie damit auf, lange bevor Sie erschöpft sind. Klar gibt es Momente, in denen man weiter und weiter machen könnte. Ich kenne das auch, beim Schreiben zum Beispiel.

Da fließt mit einem Mal alles, die Geschichte macht sich selbstständig und die Figuren wollen weiter und weiter. Ich kann mich darauf einlassen und die halbe Nacht am Computer sitzen. Dann aber ist mein Konto hoffnungslos überzogen und ich weiß, dass ich ziemlich sicher am nächsten Tag mit einer Panik rechnen kann. Ich kann mich aber auch zwingen, lange vor dem Punkt der totalen Erschöpfung aufzuhören. Ich habe ja schon eine Menge geschafft. Mein Energiekonto genug belastet. Zeit also, es nicht bis ans Limit auszuschöpfen, sondern den Stecker zu ziehen.

Benedikt gab dem Tag eine ganz klare Struktur. Ihm wird der Ausspruch »Ora et labora et lege«, also »Bete und arbeite und lies« zugeschrieben. Tatsächlich hat der Heilige dies nie selbst gesagt, dieser Spruch kam erst Ende des 19. Jahrhunderts auf. Dennoch enthält er viel Wahres.

Finde das rechte Maß für die Arbeit, das Gebet, das »Bei-sich-Sein«, und das Lesen der Heiligen Schrift, das »Auf-sich-Hören«.

Ausgewogenheit ist also das Zaubermittel. Nichts zu tun ist Müßiggang, der den Gedankenstrudel ins Laufen bringt. Zu viel zu tun hingegen belastet das Energiekonto über die Maßen. Irgendwo dazwischen werden auch Sie Ihren Platz finden. Mit schwarzen Zahlen in der Energiebilanz!

Mein Tipp

Niemand hat endlos Energie. Laden Sie regelmäßig Ihren Akku auf und überziehen Sie Ihr Energie-Konto nicht.

18

Tierische Helfer

>*»Ganze Weltalter voll Liebe werden notwendig sein, um den Tieren ihre Dienste und Verdienste an uns zu vergelten.«*
>
> Christian Morgenstern

Das Sapiens-Mädchen wischt sich mit dem Unterarm die Tränen aus dem Gesicht. Schluchzend hockt es sich an den Bach. Schniefend zieht die Kleine die Nase hoch und schleudert einen Stein nach dem anderen ins Wasser.

Je höher das Wasser aufspritzt, desto wütender wird das Mädchen: Es war ihre Knochenkette, die der kleine Bruder in die Feuerstelle geworfen hat. Gestern schon hat er ihr kleines Fellpüppchen zerrissen, heute also die Kette. Mit einer fahrigen Bewegung wischt sie sich über die aufgeschürften Knie. Ihre linke Wange schmerzt. Noch immer spürt sie den Faustschlag des Bruders. Ihr Gesicht brennt und der Fluss verschwimmt hinter einem Schleier aus Tränen. Warum hat die Mutter gelacht, als sie sich gegen den Bruder zu wehren versuchte? Warum hat ihr niemand geholfen?

Wut und Traurigkeit schnüren sich zu einem fetten Kloß zusammen, der ihr in der Kehle brennt. Sie birgt das Gesicht in den Armen und heult hemmungslos. Als nur noch ein leises Krächzen aus ihrer Kehle kommt, spürt sie ein zärtliches Stupsen an ihren nackten Schenkeln. Schniefend hebt sie den Kopf und starrt in zwei kugelrunde, schwarze Augen. Ein winziges Fellknäuel tapst um das Mädchen herum. Unweigerlich muss das Kind lächeln und streckt die Hand nach dem kleinen Tierkind aus. Vergessen sind der Bruder, die Tränen, die Gleichgültigkeit der Mutter. Das Mädchen gräbt die kleinen Finger in das dichte Fell und lächelt.

Wir modernen Menschen haben den Kontakt zur Natur und zu den Tieren weitgehend verloren. Wo denn auch in den Betonschluchten sollen Tiere leben, abgesehen von den streunenden Katzen und den Füchsen oder Feldhasen, die sich in den grünen Oasen der Großstädte eingenistet haben?

Dabei haben Tiere ein unglaubliches therapeutisches Potenzial. Wie genau das funktioniert ist wissenschaftlich (noch) nicht geklärt.

Sicher aber ist: Allein die Anwesenheit eines Tieres sorgt dafür, dass der Blutdruck der Menschen deutlich sinkt und dass der Stress nachlässt. Überall gibt es Tiertherapien, etwa die Hippotherapie auf dem Rücken der Pferde oder die Delfintherapie für schwer kranke Kinder. So ein Tier tut gut – und es kennt weder Vorurteile noch Handicaps.

Genau deswegen bin ich auf den Hund gekommen. Schuld daran ist eigentlich mein Therapeut.

Eine meiner vielen Ängste war die vor Hunden. Dabei bin ich mit Haustieren aufgewachsen. Zeitweise hatten wir einen ganzen Zoo zu Hause, angefangen vom Goldfisch über Wüstenspringmäuse und Zwergkaninchen bis hin zu mehreren Katzen und Hunden. Einer davon sogar ein (kreuzbraver!) Bullterrier.

Aber als die Panik begann, sich Stück für Stück von meinem Leben zu krallen, da hatte ich mit einem Mal panische Angst vor Hunden. Zuerst waren es nur die großen, aber je mächtiger die Panik wurde, desto kleiner wurden die Hunde, die mich ängstigten.

Und was macht dann ein Verhaltenstherapeut?

Genau: Konfrontationstherapie!

»Gehen Sie doch mal am Sonntag ins Tierheim und leihen sich einen Hund zum Gassigehen aus«, riet mir mein Therapeut.

Ich: »Auf gar keinen Fall, da habe ich Angst.«

Er: »Dann schauen Sie sich eben erst mal nur die Zwinger an.«

Ich: »Und wenn die Gitter nicht richtig zu sind?«

Er: »Dann streicheln Sie die Hunde.«

Ich: »NEIN! Dann beißen die!«

Er: »Na und?«

Ich: »…«

Er: »Eben.«

Nach der Therapiestunde war ich mir absolut sicher, dass ich niemals freiwillig auf mehr als zehn Meter an einen Hund herantreten würde. Allein die Tatsache, dass unsere Nachbarn sich einen klobigen

Kläffer angeschafft hatten, versetzte mich in Angst und Panik. Ich musste nur das monströse Bellen hören und schon war die Panik da.

Meine Kinder sahen das anders. Ganz anders. Als ich am Abend vom Vorschlag des Therapeuten erzählte, waren sie begeistert. Einzig mein Mann konnte mit Vierbeinern nichts anfangen. Noch nicht ... Zwei, drei Wochen konnte ich mich noch herauswinden, aber dann kam ein Sonntag, an dem wir nichts vorhatten. Ich konnte gar nicht so schnell »Wuff« sagen, wie wir plötzlich an der Pforte des Tierheims standen.

Meine Kinder stürmten vor und ich musste wohl oder übel ebenfalls durch die schwere Eisentür gehen, hinter der ohrenbetäubendes Gekläffe zu hören war. Die schmalen Gänge zwischen den Gitterboxen begannen zu schwanken, als ich mit zitternden Knien durch die Reihen schlich. Hinter dem ersten Gitter rechts war – nichts. Nur eine einsame alte Decke.

Ich wurde mutiger und schielte in die nächste Box. Ein sabbernder Bernhardiner lag in der Ecke und sah mich mit trüben Augen an. Also auf zum nächsten Kandidaten. Ich lugte durch die Gitterstäbe, ging näher heran ... und schrie: Ein Hund in der Größe eines Ponys hechtete auf die Gitterstäbe zu und legte die Pfoten auf die Brüstung. Mit wildem Gebell starrte mich das Monster an.

Mein Herz wummerte gegen die Rippen und ich hätte mich nicht gewundert, wenn es aus mir heraus und direkt und freiwillig in den Fressnapf des Monsters gesprungen wäre. Mein Verstand sagte mir, dass es nicht schlimmer kommen konnte.

Immerhin hielten die Gitterstäbe, was sie sollten. Dennoch war mir alles andere als wohl, als ich mit einer Panik so groß wie ein Eisberg weiter durch den Zwinger stolperte. Meine Ohren dröhnten, ich bekam kaum Luft. Und ich wollte nur noch eines: auf der Stelle raus hier.

Doch da saß ein winzig kleines Männchen mit piepsiger Stimme in meinem Kopf und sagte: »Silke, wenn du jetzt gehst, dann hast du verloren.« Also blieb ich und schleppte mich – im Gesicht wahrscheinlich weißer als die steril gekachelten Wände in den Hundeboxen – hinter meinen Kindern her. Sie reckten die Hälse und waren ganz aus dem Häuschen: »Guck mal, wie süß, den will ich haben. Mama, schau, der ist aber kuschelig.«

Wie von ferne drang das freudige Geplapper von Tochter und Sohn an meine Ohren und ich weiß bis heute nicht, was ich mit der Dame des Tierheims gesprochen hatte. Ich kann nur vermuten, dass ich mit letzter Kraft herausgepresst hatte, was ich in dem Moment ganz und gar nicht so meinte: »Wir würden gern mit einem Hund Gassi gehen.« Jedenfalls holte sie eine Leine vom Haken und ich zeigte auf ein schwarz-weißes Fellknäuel, das kaum größer war als ein Schuh meines Mannes.

Die Dame nickte und öffnete die Tür des Zwingers, in dem sich acht Hunde tummelten. Sie rief nach dem Fellknäuel, doch da schoss ein struppiges, fahlgelbes Viech mit Hängeohren und Ratten-schwanz aus dem Türschlitz.

»Dann eben du«, sagte sie munter, gurtete das Viech an, drückte mir die Leine in die Hand und schob mich nebst Köter und Kindern nach drau-ßen. Dort stand mein Mann, lässig wie ein Cowboy gegen die Mauer gelehnt. Als er mich und das Tier sah, grinste er.

»Das ist Hund«, flüsterte ich.

»Sieht gefährlich aus«, sagte mein Mann. »Seeehr gefährlich.«

»Das ist nicht lustig.«

»Nein, lustig ist der nicht, aber potthässlich.«

»Entschuldige mal, ich hab mir den nicht aus-gesucht«, versuchte ich zu erklären, doch Hund ruckte an der Leine und zog mich Richtung Wiese.

Wer an diesem Tag mit wem Gassi ging, ist wohl klar. Wir stolperten alle fünf abseits vom Waldpfad den Berg rauf und wieder runter, schlichen um Bäu-me, sahen Hund dabei zu, wie er einen immensen Haufen setzte (»Mama, wie kann in so ein kleines Tier so viel reinpassen?«) und alle paar Meter das Bein hob, um sich und seinen Duft in den Jagd-gründen zu verewigen. Nach einer halben Stunde hechelte Hund und ließ die rosa Zunge aus seinem Maul hängen. Meine Kinder maulten (»Ist es noch weit?«) und mein Mann war komplett verstummt. Zum Glück tauchte hinter der nächsten Weg-biegung eine Bank auf und wir rasteten. Das heißt: Wir Menschen rasteten und Hund rastete aus. Immer wieder stupste er mich mit seiner feuchten

Nase gegen die Hände und die Knie und ich wagte einen zaghaften Blick.

»Hast du die Augen gesehen? Der guckt aber lieb«, hörte ich meine Stimme sagen.

»Wetten, dass wir demnächst einen Hund haben?« Mein Mann brummte vor sich hin.

»Neeeiiin, natürlich nicht, ich mein ja nur …«, entgegnete ich matt.

Hund drehte sich derweil im Kreis und ließ sich mit einem Seufzen zu meinen Füßen nieder. Müde legte er die Schnauze auf die ausgestreckten Pfoten und rührte sich nicht mehr.

Und auch wir vier Menschen auf der Bank wagten nicht, uns zu rühren. Stumm und staunend starrten wir auf den schlafenden Hund und erst, als der sich mit einem herzhaften Gähnen wieder erhob, getrauten auch wir uns wieder zu bewegen.

»So, wir müssen«, löste mein Mann die Idylle endgültig auf. Die zwei Stunden Gassizeit waren vorbei und Hund musste zurück ins Heim.

Dieses Mal fiel es mir beinahe schon leicht, mich durch die Reihen der kläffenden Heimhunde zu zwängen. Und als die Heimleiterin mir Leine und Hund wieder abnahm, war das kein gutes Gefühl.

»So, und wann muss ich die Hundesteuer anmelden?«, fragte mein Mann mich, als ich endlich wieder im Auto saß. Leugnen hätte nichts geholfen, mein Mann neigt dazu, in mir wie in einem offenen Buch zu lesen.

»Ich glaube, ein Hund würde mir guttun«, sagte ich leise.

»Ich mag eigentlich keine Hunde.«

»Na ja, aber ... also ... der hier hieß übrigens Sunny«, erzählte ich meinem Mann, was ich von der Heimleiterin über »Hund« erfahren hatte.

»Sani?« Mein Mann grölte und fuhr beinahe in den Straßengraben.

»Du willst allen Ernstes einen Hund haben, der Sani heißt? Herrlich! Meine Panikerin steht allein im Wald und schreit nach einem Sanitäter!«

»Ja, siehst du, die helfen einem auch«, sagte ich und erzählte meinem Mann, dass Hund mit sieben Artgenossen aus einer Tötungsstation in Umbrien stammte. Dem Aussehen nach sei er ein typischer Straßenköter und nach einem ausgiebigen Bad und mit dem richtigen Futter bald ansehnlicher. Wir haben Hund noch ein paar Mal besucht. Irgendwann durfte er uns besuchen, Probewohnen.

Es war der 6. Dezember und ich habe mich in Grund und Boden geschämt vor Nikolaus und seinem Knecht Ruprecht, denn erst zu Hause, im geschlossenen Raum, war das ganze Ausmaß von Hunds Ausdünstungen zu riechen. Übel, wirklich übel. Aber da waren die schwarzen Kulleraugen und die Freude, mit der er sich jedes Mal ans Gitter drängte, wenn ich kam ...

Mittlerweile lebt Hund seit Jahren bei uns. Er hat noch nie auf den Namen »Sani« gehört und nach umfangreichen Ruftests haben wir ihn Rudi getauft. Er wurde gebadet und gemästet und am Abend kuschelt er sich zu mir aufs Sofa. Drei Mal am Tag gehen Rudi und ich auf die Pirsch (er manchmal auch allein, streunender Straßenköter eben). Und das Rausgehen tut unwahrscheinlich gut. Wann und wie sonst kommt ein Schreibtischtäter wie ich an die frische Luft?

Zugegeben, die ersten Male, an denen ich allein mit Rudi unterwegs war, hatte ich Panik. Manchmal so große, dass ich kaum einen Fuß vor den anderen setzen konnte. Was, wenn ich hier im Dunkeln einen Schlaganfall bekam? Was, wenn ich auf der Stelle tot umfiel? Stets hatte ich mein Handy dabei und hielt meinen Finger auf den »Zu Hause anrufen«-Knopf. Aber nichts geschah. Von Mal zu Mal wurde meine Panik kleiner und nach sechs Monaten vergaß ich zum ersten Mal das Handy zu Hause.

Übrigens: Rudi hat sich seine Menschen selbst ausgesucht. Davon bin ich überzeugt. Wir sind uns sehr ähnlich. Ich weiß nicht, was er alles erlebt hat, aber seine Narben sprechen Bände. Und wann immer er italienische Wortfetzen hört, gerät auch er in Panik. Er weiß also, wie es mir geht (wobei meine Panik nichts mit dem Teutonengrill zu tun hat, ich liebe Italien).

Natürlich müssen Sie sich nicht unbedingt einen Hund anschaffen, um die positive therapeutische Wirkung eines Tieres zu genießen. In meiner Selbsthilfegruppe hat sich eine Freundin zwar auch einen Hund zugelegt und ist begeistert, wie gut er ihr tut, doch es gibt ja auch weniger »komplizierte« Tiere. Eine Katze zum Beispiel, die sich wohlig schnurrend auf Ihren Bauch legt und kraulen lässt. Oder

Zwergkaninchen. Hamster, selbst kleine Mäuse. Eben alles, was ein Fell hat. Gut, auch ein Aquarium kann beruhigen – aber Goldfische lassen sich nicht gerne auf den Schoß nehmen.

Meine ersten »Therapietiere« vor dem Hund waren übrigens Zwergkaninchen. Die habe ich meinen Kindern geschenkt, was mich in deren Augen zur weltbesten Mama machte. Dass das Ausmisten, Füttern und Krallenschneiden über kurz oder lang (es war eher kurz) an mir hängen bleiben würde, war mir völlig bewusst. Aber ich wollte es so. Blutdrucksenken, zur Ruhe kommen, an nichts denken. So ein Kaninchen hat, abgesehen von gelegentlichen Biss- und Kratzspuren, deutlich weniger Nebenwirkungen als die Chemie aus der Apotheke. Und da wir immer Möhren im Haus hatten, stimmte auch der Vitaminhaushalt bei uns Menschen wieder einigermaßen.

Mein Tipp

Fell, Federn oder Schuppen – Tiere sind perfekte Therapeuten. Wenn Sie sich selbst keines anschaffen können oder wollen, übernehmen Sie doch eine Patenschaft im örtlichen Tierheim!

19

Seien Sie selbst Tante Pittypat!

Die Faust presst er fest gegen den Mund, um nicht laut zu schreien. Seine Augen sind vor Angst weit aufgerissen und seine Knie zittern. Herr Sapiens presst sich mit dem Rücken fest gegen den Baumstamm und versucht mit aller Kraft, sich nicht zu bewegen. Nicht zu atmen. Nicht zu schreien. Denn vor ihm, so nah, dass er nur die Hand ausstrecken müsste, um das Fell zu berühren, schleicht ein Säbelzahntiger durch das trockene Gras ...

Der Steinzeitmann sieht nicht den strahlend blauen Himmel über sich. Er riecht nicht die frische Süße der Blüten im Blätterdach. Er spürt nicht den warmen Wind, der ihm durch das Haar fährt. Er hört nicht das Tschilpen der Vögel, die neugierig und ein bisschen aufgeregt aus dem Nest lugen. Alles, was er wahrnimmt, ist Angst. Die nackte Angst um das eigene Leben.

Irgendwann, nach einer Ewigkeit, dreht sich das Raubtier um und trottet gemächlich davon. Der Tiger hatte heute schon gefressen und der Wind stand günstig, sodass der Angstschweiß des Urmenschen nicht an die Nase der Bestie drang. Und plötzlich, als Herr Sapiens kraftlos auf den Boden sinkt, hört er wie von ferne das Zwitschern der Vögel und er spürt, wie die Rinde des Baumes warm und rau an seinem Rücken liegt.

Die Angst lähmt alle unsere Sinne. Die Panik sorgt dafür, dass wir nur noch das sehen und wahrnehmen, was uns in diesen Momenten Angst macht. Bei dem einen ist das vielleicht der Aufzug, der jeden Moment stecken bleiben könnte. Bei dem anderen der bloße Gedanke, sich im Supermarkt hinten an der Schlange an der Kasse anstellen zu müssen. Bei mir ist es stets die panische Angst davor, dass etwas in meinem Körper nicht stimmt. Dass ich auf der Stelle tot umfalle. Schlaganfall. Herzinfarkt. Thrombose. Exitus.

Auch wenn ich gerade mit meinem Hund über eine duftende Wiese laufe oder mir kalte Schneeflocken auf die Nase fallen, das alles nehme ich in diesem Moment nicht wahr. Meine Sinne richten sich nach innen, die ganze Aufmerksamkeit gilt der Angst. Und die nimmt dankbar dieses Futter an und wird größer. Und größer.

Mit den Wochen und Monaten, in denen meine Panikanfälle heftiger wurden, schwanden meine Sinne. In der akuten Phase meiner Erkrankung habe ich weniger gerochen, weniger geschmeckt, gehört und gefühlt als vor der Krankheit. Ich war nicht mehr Herrin meiner Sinne. Bei Patienten mit Depressionen gibt es übrigens, das hat mir eine betroffene Freundin erzählt, ein ähnliches Phänomen. Sie steckte jahrelang ganz tief in einem Loch und erst eine monatelange Therapie hat ihr geholfen. Am Ende der Klinikzeit war es für sie, als würde jemand das Bild im Fernsehen umstellen – auf Farbe. Die Zeit davor hat sie quasi in schwarz-weiß erlebt.

Das Riechen und Sehen, das Hören, Fühlen und Schmecken kam vor lauter Panik auch in meinem Gehirn nicht mehr an. An den meisten Tagen habe ich mich wie eine leere Hülle gefühlt. Ich hätte nicht sagen können, warum die Welt mir auf einmal so kalt, blass und fad vorkam. Aber als ich – unbewusst – begann, meine Sinne zu reizen, da merkte ich, dass es mehr gibt als nur meinen nach innen gerichteten Blick. Und: Je fleißiger meine fünf Sinne arbeiten mussten, desto kleiner wurde auch die Panik. Sie kennen das vielleicht aus Filmen – wenn Scarlett O'Hara ohnmächtig zu werden droht, dann zaubert die alte Tante Pittypat aus den Tiefen ihres üppigen Kleides ein Riechfläschchen hervor. Seien Sie also Ihre eigene Tante Pittypat!

Sehen

Unsere armen Augen werden Minute für Minute mit Tausenden grellbunten Eindrücken überflutet. Ob Neonreklame oder das Fernsehbild, alles wird immer bunter, heller und schriller. Ich bin überzeugt davon: Wenn Augen reden könnten, dann würden sie sich öfter mal eine Pause wünschen. Kinder machen das ganz instinktiv. Wenn ihnen die Augen zu brennen beginnen, dann schließen sie sie für einen Moment. Blinzeln ausdauernd oder reiben mit den Händen über die Lider. Zugegeben, wenn man Wimperntusche aufgetragen hat, ist Reiben unklug. Dennoch gibt es ein paar ganz einfache Kniffe, um die Augen zu entspannen.

Der schönste, der auch wunderbar gegen Kopfschmerzen hilft, ist der Akupressurpunkt rechts und links der Nasenwurzel.

Schließen Sie die Augen und pressen Sie mit den Innenflächen der Daumenspitzen auf diese Punkte. Sie sollten diesen Druckpunkt etwa zwanzig Sekunden lang halten, dann kurz Pause machen und das Ganze noch zwei, drei Mal wiederholen.

Je mehr Sie verspannt sind, desto unangenehmer ist das am Anfang. Es kann sogar regelrecht wehtun. Aber Sie werden selbst spüren, wie viel Druck Ihnen guttut – und dass der Schmerz langsam nachlässt und Sie auf beinahe magische Weise entspannen und neue Kraft bekommen. Noch ein schöner Trick ist es, die Augenbrauen zwischen Daumen und Zeigefinger zu nehmen und, von der Nasenwurzel aus beginnend, Millimeter für Millimeter mit leicht massierenden Bewegungen dem natürlichen Bogen folgend nach außen zu gehen. Zwei, drei Durchgänge und Ihre Augen fühlen sich dank der entspannten Muskulatur wie neu an.

Riechen

Wie riecht Angst? Das kann für den einen die Mischung aus Schweiß, Bohnerwachs und Tafelkreide im Klassenzimmer sein, für den anderen der Wunderbaum, der im Angstobjekt Auto hängt. Angst riecht für jeden anders – und dieser Geruch bleibt uns Stunde um Stunde in der Nase. Dabei hat die Welt so viele Wohlgerüche zu bieten! Machen Sie es doch einmal wie Grenouille aus *Das Parfum*. Schnuppern Sie intensiv! Das kann ein Räucherstäbchen sein, das gemütlich abbrennt und den Raum in angenehmen Duft hüllt. Oder machen Sie Ihren Gewürzschrank auf. Wie genau riecht Zimt? Was nehmen Sie wahr, wenn Sie an getrocknetem Basilikum schnuppern? Und hat Salz eigentlich auch einen Geruch?

Ich habe Ingwer für mich entdeckt. Ich liebe diesen Geruch und den Geschmack. Auch Sie werden einen Lieblingsduft entdecken. Wenn Sie das gefunden haben, was Ihre Nase liebt, dann füllen Sie die Zutat in eine kleine Dose und nehmen Sie stets mit. Das ist dann Ihr persönliches Tante-Pittypat-Riechfläschchen und wann immer eine Panik kommt, dann schnuppern Sie. Oder schauen Sie, ob Ihr Geruch als Bonbon verfügbar ist. Ich habe in den letzten Monaten den Umsatz der Ingwerbonbonindustrie massiv angekurbelt ...

Schmecken

Da wären wir noch einmal bei meinen Ingwerbonbons. Die sind herrlich scharf und schmerzen schon fast auf der Zunge. Da wird meine ganze Aufmerksamkeit automatisch auf meine Geschmacksknospen gelenkt und der Panik bleibt weniger Raum. Aber auch scharfe Pfefferminzbonbons oder Kaugummis erfüllen diesen Zweck.

Am besten schauen Sie im Supermarkt mal das komplette Bonbonangebot durch. Nehmen Sie von jeder Sorte, die Sie spontan anspricht, ein paar Bonbons mit. Probieren Sie, wenn die Panik nach Ihnen greift, nach und nach eine andere Sorte aus. Irgendwann werden Sie den Geschmack gefunden haben, der gegen Ihre Panik ankommt.

Fühlen

Mit vor Angst eiskalten oder schweißnassen Händen fühlt man nicht viel. Aber gerade der Tastsinn lässt sich hervorragend trainieren. Blinde, denen der Sehsinn geraubt wurde, entwickeln stattdessen einen sehr sensiblen Tastsinn. Ihre Fingerspitzen ersetzen die Augen.

Tun Sie einmal so, als ob Sie blind wären, und fühlen Sie Ihre Umwelt. Wie genau fühlt sich das Sofakissen an? Die Hand Ihres Partners? Eine glatte Wand, ein Stück Samt? Die Rinde eines Baumes?

Was auch immer Ihnen unter die Finger kommt, tasten Sie es ab. Gründlich. Und versuchen Sie, dabei für sich zu formulieren, was exakt Sie fühlen. Ist es weich oder hart? Warm oder kühl? Rau, glatt? Spitz?

Mein Lieblings-Fühlstück ist ein flacher, ovaler Marmorstein. Als ich ihn das erste Mal betastet habe, hatte ich sofort ein sehr gutes Gefühl. Seitdem trage ich diesen Stein bei mir und wann immer die Panik anklopft, nehme ich ihn und fühle, wie er glatt und schwer in meiner Hand liegt. Wie er zuerst kühl ist und dann mehr und mehr von meiner Körperwärme aufgeheizt wird.

Hören

Was ein Staubsauger an Dezibel verursacht, grenzt manchmal schon an das, was verboten ist. Straßenlärm und die ständige Beschallung aus Lautsprechern haben aus unserer Welt ein permanent klingendes, schepperndes Umfeld gemacht.

Die komplette Stille? Bei uns Fehlanzeige. Irgendwo rauscht immer gerade ein Lkw vorbei, dudelt Musik aus dem Radio. Und selbst nachts, wenn wir meinen, es wäre komplett still, tickt ein Wecker, schnarcht der Partner oder rattert auf der Straße ein Mofa vorbei. Im Baumarkt oder der Apotheke wird die einzige Möglichkeit angeboten, absolute Stille zu erleben: Ohrenstöpsel. Gönnen Sie sich ein Paar!

Setzen Sie sich in einen ruhigen Raum und ab mit den Stöpseln in die Ohren. Sie hören – nichts.

Oder doch? Natürlich, da ist das Rauschen Ihres Blutes. Sie hören Ihren eigenen Atem. Summen Sie ein bisschen, Ihre Stimme bringt Ihren Kopf zum Vibrieren. Ein wenig hört sich das so an wie im Mutterleib, behaupte ich. Und es tut gut. Viele von uns Panikpatienten haben, zumindest zeitweise, so wie ich, das Brummen und Pfeifen im Ohr. Manche werden leider ihren Tinnitus nicht wieder los, doch bei den allermeisten ist es so, dass mit nachlassender Anspannung (ein Mensch, der Angst hat, zieht ständig den Kopf ein, was die Nackenmuskeln mit Verkrampfung quittieren und was dann wiederum zum Rauschen in den Ohren führt) die unangenehmen Ohrgeräusche auch wieder verschwinden.

Sie können aber auch versuchen, einmal ganz bewusst zu hören. Wenn Sie die Möglichkeit haben, dann gehen Sie in den Wald, raus in die Natur, wo möglichst keine Autogeräusche zu hören sind. Nehmen Sie ganz bewusst wahr, wie das Zwitschern der Vögel klingt. Wie hört es sich an, wenn Regentropfen auf Blätter prasseln? Was hören Sie, wenn Sie über eine trockene Wiese gehen, über Asphalt laufen, über einen Kiesweg, über Sand?

Die Welt ist voller Lärm, aber auch voller angenehmer Klänge und Töne. Welche Musik mögen Sie? Hören Sie genau hin (aber drehen Sie den Lautsprecher nicht zu sehr auf). Welche Instrumente können Sie erkennen? Wie viele Sänger können Sie unterscheiden? Und schaffen Sie es, in der Natur aus all den Vogelstimmen, dem Rauschen der Blätter im Wind und Ihrem eigenen Atem eine Melodie herauszufiltern?

Mein Tipp

Wir Menschen sind sinnliche Wesen. Schärfen Sie Ihre Sinne. Sehen, schmecken, hören, riechen und fühlen Sie die Welt um sich herum ganz bewusst.

20

Das neue Körpergefühl

Der Steinzeitjunge reißt seinen Mund auf und gähnt. Herzhaft und voller Inbrunst. Er reckt seine Arme in die Höhe und streckt sich ausgiebig. Spannt einen Muskel nach dem anderen an, spürt, wie die Sehnen länger werden, die Augen wacher. Von hinten tritt seine Mutter zu ihm und umschlingt den Jungen mit beiden Armen. Dann streichelt sie sanft über seine Haare, legt die Hände auf seine schmalen Schultern und beginnt, diese sanft zu kneten. Der Kleine seufzt wohlig ...

So wie der kleine Steinzeitmensch gehen heute meist nur noch Kinder ganz natürlich mit ihrem Körper um. Sie bewegen sich richtig, sie stützen sich ab, wenn sie vom Boden aufstehen. Sie sitzen richtig, ohne hochgezogene Schultern. Manchmal lümmeln sie (was neuerdings auch von Physiotherapeuten ausdrücklich wieder erlaubt ist), sie strecken und recken sich, wenn ihnen danach ist, haben einen nicht zu bremsenden Bewegungsdrang. Im Erwachsenenalter verliert sich die Natürlichkeit der Bewegungen. Das ist nicht ungewöhnlich, verstärkt sich aber bei Menschen, die an einer Panikstörung erkrankt sind.

Beobachten Sie sich einmal selbst: In den Momenten, in denen Sie sich gut fühlen, hängen Ihre Schultern entspannt nach unten. Sie halten den Kopf gerade und wenn Sie atmen, kommt ausreichend Luft in den Lungen an.

Hat aber eine Panik Sie im Griff, dann ziehen Sie den Kopf ein.

Nacken und Schultern verspannen sich, die Atmung wird flach. Für Steinzeitmenschen durchaus noch sinnvoll, kann man aus dieser Haltung heraus doch prima die Flucht antreten. Wir aber müssen nicht flüchten, setzen diese Energie nicht in einen rasanten Sprint um, sondern verharren still und hechelnd. Ständige Nackenschmerzen, Schwindelgefühle, Ohrensausen und Kopfschmerzen sind die Folge.

Was bei mir wieder zu neuen Panikattacken geführt hat.

Der Schwindel? Kann nur ein Gehirntumor sein. Der verspannte Nacken? Rheuma im akuten Stadium. Wahlweise Knochenkrebs. Die Kopfschmerzen? Vorboten eines Schlaganfalls.

Je größer und heftiger meine Panik wurde, desto mehr habe ich meinen Geist von meinem Körper abgekoppelt. Ich verlernte, was mir, meinem Körper wirklich guttat.

Und – paradox! – zwar hatte ich jedes noch so kleine Ziepen intensiver wahrgenommen als vor der Erkrankung, dennoch hatte ich jedes Gefühl für meinen Körper verloren. Abgewürgt wie einen Motor, von dem ich genauso wenig Ahnung habe.

Der Körper war längst zu einem Ding geworden, das einfach funktionierte – und im Kopf saß das kleine Männchen, das, je mehr ich meinen Körper ignorierte, immer lauter schrie: »Da stimmt was nicht!«

Irgendwann war es so weit, dass ich meinen Kopf weder nach links noch nach rechts drehen konnte. Die Muskeln an meinen Schultern waren steinhart und niemand – nicht ich, nicht mein Mann und nicht einmal mein Hausarzt – konnte beim Tasten sagen, was ein Knochen und was ein Muskelstrang ist. Ein paar Wochen konnte ich das alles noch ignorieren, doch irgendwann ging gar nichts mehr.

Wieder ein Besuch beim Hausarzt. Und dieses Mal verließ ich die Praxis mit dem Ratschlag »Sie sollten sich auch einmal etwas Gutes tun, gerade wenn es Ihnen schlecht geht« und einem Rezept für medizinische Massagen.

Herrlich. Paradiesisch! Wundervoll! Ich habe jede einzelne Minute genossen, die ich auf der Liege lag, über mir die Wärmelampe, in der Nase der Duft von Orangenöl, dazu die sanft knetenden Hände der Physiotherapeutin. Zum ersten Mal seit Monaten hatte ich eine winzige Ahnung davon, was es heißt, sich im eigenen Körper wohlzufühlen. Leider waren die fünf Termine auf dem Rezept ruck, zuck aufgebraucht. Aber ich war infiziert. Da war etwas, das ich fühlen konnte. Das guttat. Mehr davon!

Für mich war Winston Churchill stets ein Vorbild. »No Sports!«, aber klar doch.

Wer will schon schwitzen, nach Luft hecheln, sich anstrengen, Muskelkater haben? Ich? Nicht doch!

Solange meine Beine und der Rest dafür sorgten, dass ich überall hinkam, und mein Gehirn funktionierte, war doch alles in Ordnung. Andererseits meldete mein Gehirn immer öfter Stichwörter wie »Herzinfarkt« – »Schlaganfall« – »Exitus«.

Wieder war es mein Hausarzt, der es auf den Punkt brachte: »Das Herz ist ein Muskel, und den kann man trainieren.«

Also habe ich mich in einem Tai-Chi-Kurs angemeldet. Die ersten Stunden waren erbärmlich. Ich sollte die Arme in weich fließenden Bewegungen heben, ganz so, als ob man einen Pfeil in den Bogen spannt. Probieren Sie das mal, wenn Ihre Rückenmuskulatur hart wie Stein ist! Es sah aus, als bewege sich ein Roboter in Zeitlupe. Aber irgendwann war da der Punkt, an dem sich meine Muskeln ein kleines Stück weiter dehnen ließen.

Und dann noch ein bisschen weiter …

Dann bin schwimmen gegangen. Habe mir Nordic-Walking-Stöcke gekauft. Bin in die Stadt gejoggt. Ich schätze, so fit wie in jenem Jahr war ich noch nie (und nie wieder …). Und: Wann immer sich eine Panik meldete, habe ich mich auf den Crosstrainer gestellt. Zunächst mit dem Gefühl, ich könne der Panik davonlaufen. Konnte ich aber nicht, sie war immer schneller. Doch als ich mir dann sagte »Ich laufe trotz Panik!«, kam der Knackpunkt. Mit jeder Umdrehung der Pedale wurde die Panik kleiner.

Ich spürte mein Herz, meine Muskeln, alles in meinem Körper arbeitete und ich wusste, dass ich die Kraft habe, um der Panik die Stirn zu bieten.

Mittlerweile ist meine Extremsportkarriere wieder beendet. Ich habe mich dem guten alten Winston wieder angenähert. Und dennoch – Entspannung und ein gutes Maß an Bewegung sind mir geblieben.

Mein Tipp

Ein gesunder Geist wohnt in einem gesunden Körper: Gönnen Sie Ihrem Körper ein bisschen Bewegung und ein paar Streicheleinheiten. Er hat es verdient!

21

Keine Extrawürste

Pulsierend reibt die Blase in den groben Fellschuhen. Der ganze Fuß brennt und mit jedem Schritt wird es unerträglicher. Unser Steinzeitmann hat sich die Haut an der Ferse wund gelaufen, als er vor zwei Nächten hinter einem Mammut herschlich.

Herr Sapiens jammert. Er stöhnt. Er seufzt. Aber die Gruppe läuft weiter. Keiner bleibt stehen, keiner stützt ihn. Sein Jammern verhallt in der Steppe und die blasse Sonne, die am trüben Himmel hängt, wärmt die Menschen kaum.

Alle haben Hunger. Alle frieren. Und alle wollen so schnell wie möglich zurück in die Höhle. Dort haben die Frauen ein Feuer glimmen. Dort lagern die Beeren, welche die lang ersehnte Mahlzeit der glücklosen Jäger sein werden.

Also hört unser Steinzeitmann auf zu jammern. Er stöhnt nicht mehr. Heftet den Blick fest auf den Rücken des Vordermannes und beobachtet, wie die kräftigen Schultern des Ältesten bei jedem Schritt unter der Fellweste hin und her wackeln. Mühelos reiht er sich ein in den Rhythmus, mit dem die Männer durch die Steppe ziehen.

Er ist einer von ihnen.

Und sein wunder Fuß schmerzt kaum noch. Jetzt hat er wieder Lust, sich die Muster anzuschauen, zu denen der kühle Wind das trockene Gras niederbiegt, wie es wogt, als sei das Gras ein Meer aus tausend Halmen. Dem Steinzeitmenschen wurde keine Extrawurst gebraten. Bei ihm ging es um das nackte Überleben und wer in der Lage war, selbst zu gehen, der hatte selbst zu gehen. Punkt.

Es ist wunderbar, sich als Panikpatient tagtäglich mehrere Extrawürste zu bestellen. Sie haben Angst vor dem Fahrstuhl? Natürlich werden Sie der Einzige sein, der die Treppe benutzt. Sie haben einen akuten Herzinfarkt? Selbstverständlich drängeln Sie sich in der Arztpraxis vor, im Wartezimmer sitzen können alle anderen. Sie warten auf den Laborbericht einer Routineuntersuchung? Natürlich werden Sie das Labor selbst anrufen.

Meine Extrawurst sollte stets die Gynäkologin für mich braten. Noch bevor ich den Termin für die Vorsorgeuntersuchung gemacht hatte, war ich mir jedes (!) Mal sicher, dass ich Krebs habe. Mal an den Eierstöcken, mal am Gebärmutterhals. Das leichte Ziepen? Laut Internet ganz klar ein Symptom. Ein sanfter Druck? Der Doktor aus dem »www« wusste, dass das auf inoperable Tumore hindeutet.

Jedes Zucken im Gesicht der Frauenärztin assoziierte ich mit diesem »Oh je, arme Frau, sie wird bald sterben, wie sage ich es ihr?«-Blick.

Das freundliche Lächeln der Sprechstundenhilfe? Natürlich sah ich darin einen mitleidigen Blick, wie man ihn sonst nur todkranken Menschen entgegenbringt. Und der Satz »Wir schicken den Abstrich ins Labor, wenn Sie in einer Woche nichts von uns hören, ist alles in Ordnung« löste bei mir eine wahre Flut von Panikattacken aus.

Jedes Telefonklingeln brachte mich aus der Ruhe. Jeder Brief, auf dem kein Absender stand, an den Rand der Verzweiflung. Zwei, drei Tage hatte ich das jeweils durchgehalten. Dann war die Angst so groß, dass ich täglich in der Praxis anrief. Stets bekam ich dasselbe zu hören, allerdings in immer ungeduldiger werdendem Ton: Nein, der Laborbericht ist noch nicht da.

Am siebten Tag aber hatte die Arzthelferin den Bericht endlich vorliegen. Und: nichts. Negativ. Kerngesund. Für etwa fünf, sechs Monate hatten meine Gebärmutter und die Panikattacken keine Verbindung. Bis zum nächsten Routinetermin. Schließlich ging ich dazu über, in der Praxis zu verlangen, mich nicht, nie und auf gar keinen Fall anzurufen. Ich selbst würde mich melden.

Bei der Ärztin löste das Kopfschütteln aus. Bei den Arzthelferinnen eine mittelschwere Krise, bedeutete dieser Extrawunsch doch einen tiefen Einschnitt in die Praxisroutine. Aber ich blieb stur. Noch eine weitere Woche, in der jedes Klingeln des Telefons eine Panikattacke auslösen würde?

Noch einmal sieben Tage, in denen jeder »Aufleger« auf dem Anrufbeantworter in mir die Gewissheit des nahenden Todes und damit eine heftige Panik auslösen würde? Ich war mir sicher, dass ich das nicht aushalten würde.

Bis zu jenem Termin bei meinem Therapeuten, der zwei Tage vor einer gynäkologischen Untersuchung stattfand. Ich berichtete ihm von meinen Nöten und er sagte nur zwei Wörter: »Keine Extrawürste!«

Ich habe mich fast übergeben vor Angst, als ich zwei Tage später die Praxis verließ, ohne meine sonst üblichen »Anweisungen« an die Damen hinter dem Empfangstresen.

Ich habe Todesängste ausgestanden, als am nächsten Tag das Telefon klingelte. Ich war am Boden zerstört, als am dritten Tag ein Brief ohne Absender kam (der konnte nur vom Labor sein …).

Ich war erstaunt, als am vierten Tag mein Puls ruhig blieb, als das Telefon bimmelte. Als in mir nichts passierte, nachdem ich das Telefon zu spät erreicht und der Anrufer bereits aufgelegt hatte.

Keine Extrawurst.

Keine Panik. Vierzehn Tage später hatte ich noch immer keinen Anruf aus der Praxis bekommen. Ich war noch immer am Leben.

Und wie: Anstatt um das Telefon herumzuschleichen und in Gedanken meinen Zellabstrich per Post ins Labor und unter das Mikroskop zu begleiten, hatte ich den Kopf frei für viele andere Dinge. Schöne Dinge. Die mir keine Angst machten.

Nach und nach habe ich meine selbst auferlegten Sonderbehandlungen wieder abgeschafft. Ich habe es ausgehalten, trotz aufsteigender Panik, wie jeder andere Patient auch im Wartezimmer zu sitzen, bis ich aufgerufen werde. Ich habe es ausgehalten, mitten in einem vollen Saal zu sitzen und nicht am Gang, direkt beim Ausgang und dem möglichen Fluchtweg.

Wie das funktionierte? Das ist ein bisschen wie bei den kleinen Kindern. Wenn Mama auf jedes winzige Fiepen mit übertriebener Aufmerksamkeit reagiert, dann wird das Kind sich wichtig und mächtig fühlen. Das Kind zieht den Hauch einer Schnute, wenn Spinat auf dem Teller liegt? Mama rennt sofort in die Küche und kocht dem Nachwuchs eine Extrawurst. Und das Kind fühlt sich stark – weil Mama macht, was es will.

So ist das auch mit der Panik. Wenn wir der Angst Raum geben und auf jedes noch so kleine Anzeichen hören, dann wird sie mächtiger und stärker. Wir denken schon lange vor Eintreten der Angst machenden Situation daran, wie sich die Panik anfühlen wird?

Prima, dann ist die Tür geöffnet und die Angst kann mit Macht und viel, viel Kraft über uns herfallen.

Reagieren wir aber nicht, dann quengelt sie ein bisschen. Wie das Kind, das sein Gemüse nicht essen will. Zwei, drei Tage lang wird es nölen, jammern, vielleicht auch zürnen. Irgendwann aber sieht das Kind ein, dass es entweder isst, was auf dem Tisch steht, oder aber Hunger hat. Und genau so kann man auch seine Panik erziehen: Bleib, wo du bist, es lohnt sich nicht, denn von mir wirst du keine Extrawurst bekommen.

Nur manchmal brate ich mir noch eine Extrawurst. Und zwar genau einmal im Jahr, am Heiligen Abend. Meine Familie liebt als Traditionsessen heiße Wiener Würstchen. Aber die kriege ich nicht runter. Meine Extrawurst wird kalt serviert.

Mein Tipp

Nur weil Sie Paniker sind, nehmen Sie keine besondere Stellung ein. Das würde die Panik nur bestärken. Stehen Sie wie alle anderen Schlange, warten Sie wie alle anderen auch im Wartezimmer, bis Sie dran sind.

22

Weg mit den Energiestaubsaugern

Frau Sapiens hat sich eben in die Sonne vor der Höhle gesetzt. Vor sich auf dem Boden breitet sie das in der Sonne gegerbte Stück Leder aus, welches sie mit den am Ufer des Sees gefundenen Muschelschalen besticken will. Der grobe Lederfaden gleitet sanft durch ihre Hände, während sie ein Liedchen summt.

Als sie eben die grünlich schimmernden Muscheln zu einem leuchtenden Ornament aufgelegt hat, setzt sich ihre Schwester neben sie. Ohne zu zögern greift diese nach der großen blauen Muschel und hält sie sich an die Brust. Die Steinzeitfrau hört auf zu singen. Es macht ja keinen Sinn, Melodien mit dem Mund zu formen, wenn direkt neben ihr eine Frau sitzt, die ohne Unterlass plappert.

Das Geschwätz der Schwester summt der fleißigen Näherin in den Ohren und sie kann sich nicht mehr erinnern, wo genau sie diese prachtvolle Muschel aufnähen wollte. Mit dem Kopf deutet sie auf das Schmuckstück, das die andere in der Hand hält. Die aber plappert und quasselt. Und plappert. Und quasselt. Von den verdorbenen Früchten und dem Stein, den sie sich vor vielen Monden in den Fuß getreten hat, von den neuen Fellen, die sie gerben will, und von den Blumen, die so wunderbar riechen.

Die Näherin seufzt leise und legt die aus einem Knochen geschnitzte Nadel zur Seite. Ihre Schwester nickt zufrieden, denn jetzt wird die Jüngere ihr zuhören. Die Sonne steht schon tief, als die Plaudertasche endlich wieder in der Höhle verschwindet. Dass sie die Muschel immer noch in der Hand hält, scheint sie nicht zu bemerken. Und die Steinzeitfrau schweigt. Zwar ballt sich in ihrem Bauch die Wut zu einem hässlichen bitteren Klumpen zusammen. Doch wenn sie der Schwester nachruft, wird diese sich noch einmal neben sie setzen. Und plaudern. Und quasseln.

Missmutig nimmt die Näherin ihre Arbeit wieder auf. Die Lust ist ihr ein bisschen vergangen und die nächsten Muscheln landen schief auf dem Lederstück, das sie an kühlen Tagen wärmen und schmücken soll.

Doch schon bald ist sie wieder in ihre Arbeit vertieft. Aber nicht lange, denn da kommt die Cousine über die Hügelkuppe gestapft. Kaum hat sie die Näherin entdeckt, beginnt sie zu winken und zu plappern. Noch ehe sie unsere Freundin erreicht hat, zurrt sie an dem Tuch, mit welchem sie ihr Baby auf den Rücken gebunden hat. Mit einer flinken Bewegung nimmt sie den Säugling, streicht ihm rasch über das Gesicht und drückt ihn der Näherin in die Arme.

Die starrt verdutzt vom Kind zur Mutter, aber die lacht nur und verschwindet singend in der Höhle. Es hat wohl sehr lange gedauert, bis unsere Näherin ihr Muschelkleid fertig gestellt hat. Wenn überhaupt …

Kennen Sie das? Haben Sie auch solche Menschen um sich, die stets fordern, aber nie etwas zurückgeben?

Ich nenne diese Spezies »Energiestaubsauger«.

Das Paradebeispiel dafür ist die Mutter eines Freundes meiner Kinder. Sie ruft immer genau dann an, wenn sie stört. Oder sie steht just dann auf der Matte, wenn ich gerade aus der Dusche komme.

Die Frau hat Probleme. Und die will sie bei mir abladen. Da ist die Frisur, die komplett verschnitten wurde und die dennoch vierzig Euro gekostet hat (ich hätte gar nicht gesehen, dass sie beim Friseur war). Da ist das Kind, das mal wieder nur eine Zwei in Mathe hat (ich bin stolz, wenn meine Tochter mit einer Zwei nach Hause kommt!), und der Lehrer, der das Genie des Kindes komplett verkennt (ich übrigens auch …). Da ist der Gatte, der niemals Blumen nach Hause bringt (wozu auch? Von mir bekäme sie auch keine), da ist die Schwiegermutter, die immer alles besser weiß (Kunststück!), und da ist die Nachbarin, die seit Neuestem nicht mehr grüßt (warum wohl?).

Wochen- und monatelang habe ich mir zu jeder Tages- und Nachtzeit diese Wehklagen angehört. Habe die Dame mit Kaffee und Keksen versorgt, habe an den strategisch sinnvollen Stellen genickt oder den Kopf geschüttelt. Habe ohne zu zögern das Kind gehütet, wenn sie zum Friseur, zum Shoppen oder zur Fußpflege ging. Habe meine Abende geopfert, um das Kind irgendwie noch in unseren Haushalt zu integrieren, damit Madame mal wieder ausgehen kann mit dem Gatten.

Und jedes, jedes, jedes Mal war ich hinterher fix und alle. Ausgesaugt. Ein nasser Waschlappen.

Selber schuld, sagen Sie? Stimmt. Vier Buchstaben hätten genügt: N-e-i-n!

Aber die kamen in meinem Vokabular nicht vor. Man muss doch helfen, das hat meine Mutter mir beigebracht. Und ich war neu hier in dieser Stadt. Kannte kaum jemanden und war froh, dass irgendwer mit mir reden wollte. Auch wenn die Dialoge sehr einseitig waren und ich und meine kleinen Sorgen niemals ein Thema waren. Bis zu jenem Tag, an dem meine Panik mir komplett den Stecker zog und ich zusammenklappte.

Wochenlang war ich weder in der Lage zu telefonieren, geschweige denn für frustrierte Hausfrauen Kaffee zu kochen oder Kinder zu hüten. Raten Sie mal, wer in der ganzen Zeit kein einziges Mal gefragt hat, wie es mir geht! Genau.

Und raten Sie mal, zu wem ich heute keinen Kontakt mehr habe! Eben. Und nun raten Sie mal, wer mir überhaupt nicht fehlt!

Mein Energiestaubsauger hat ausgedient. Und mit ihr eine ganze Reihe anderer Leute.

In der Zeit, in der es mir sehr schlecht ging, hat sich keiner von denen, die so gerne ihre Kinder bei mir geparkt hatten, um meine Kids gekümmert. Mir mal einen Kaffee gekocht. Oder ganz einfach gefragt, was mir fehlt.

Im Gegenteil: Wenn ich meiner ach so guten Freundin begegnete, dann bekam ich Sätze zu hören wie »Das wird schon wieder!«, »Du siehst aber gut aus« oder – der beste von allen! – »So schön wie du will ich es auch mal haben, den ganzen Tag zu Hause sein!«

Eine Zeit lang habe ich dazu gar nichts gesagt.

Denn mir fiel schlichtweg nichts ein. Wie soll man jemandem, dessen Leben auf Oberflächlichkeit aufgebaut ist, auch sagen, dass man sehr wohl gesund aussehen, die Psyche aber krank sein kann?

Dass man sehr wohl den ganzen Tag zu Hause sein kann, sich aber trotzdem krank fühlt, auch wenn man es mit viel Anstrengung gerade schafft, einen Spaziergang zu wagen?

Es hat lange gedauert. Aber irgendwann sagte eine Freundin aus meiner Selbsthilfegruppe einen magischen Satz, mit dem sie solche Menschen zum Verstummen bringt. Er lautet: »Du kannst gern mal für einen Tag mit mir tauschen!«

Wetten, dass das keiner will?

Ich war traurig deswegen. Und sehr enttäuscht. Aber dann habe ich gemerkt, dass diese Menschen mir eigentlich nicht fehlen. Im Gegenteil: Wie ruhig waren die Nachmittage auf einmal!

Ich habe mir ein neues Adressbuch gekauft. Die meisten Namen aus dem alten habe ich nicht in das wunderschöne neue Büchlein übertragen. Meine

Freundes- und Bekanntenliste ist sehr, sehr über-
sichtlich geworden. Das macht leicht und befreit.

Und mit einem Mal sind Menschen aufgetaucht,
die auch mich fragen, was mir guttut. Für die ich
da sein darf und von denen ich weiß, dass ich sie
anrufen kann, wann immer es mir schlecht geht.
Das sind wenige, zugegeben. Aber zu denen sage
ich gerne »Ja«.

Und Energiestaubsauger hören von mir, die
magischen und das Leben erleichternden vier Buchstaben: »NEIN!«

Mein Tipp

*Jemand nervt Sie dauernd? Geht Ihnen auf
den Keks und will immer nur etwas von Ihnen,
ohne selbst zu geben? Streichen Sie diese Menschen aus Ihrem Leben. Die werden es nicht
mal merken – und Sie sind eine Last los!*

23

Ausmisten

Ein Fell als Schlafstätte. Eine aus einem Baumstamm gehöhlte Schale. Ein Knochenmesser, ein sonnengegerbtes Fell für den Winter. Viel mehr brauchte ein Steinzeitmensch nicht. Gut, noch das eine oder andere Schmuckstück, der Feuerstein, die Keule. Aber alles in allem konnte er seinen Hausrat komplett und auf einmal mit sich tragen.

Wir würden uns da sehr schwertun. Manche Menschen fallen einmal im Jahr, zur Urlaubszeit, in den Status des (Beinahe-)Steinzeitmenschen zurück – dann nämlich, wenn sie wirklich nur das Nötigste einpacken, um zum Beispiel Ferien im Zelt zu machen. Und dennoch: Angekommen am Urlaubsort, wird schnell klar, dass man wieder einmal viel zu viel mitgenommen hat.

Zu Hause häufen sich die Dinge. Da stapeln sich Klamotten im Schrank, das Bücherregal platzt aus allen Nähten. In den Schubladen liegen leere Streichholzschachteln neben Familienfotos. Der Küchenschrank sieht aus wie der Verkaufsraum für eine Tupperparty …

Haben Sie schon einmal eine Inventarliste für die Versicherung zusammengestellt? Rasch werden

Dutzende Blätter gefüllt sein. Doch brauchen wir drei Korkenzieher? Müssen wir den Pullover wirklich aufheben, nur weil er teuer war, uns aber nicht steht? Und was ist mit dem vielen Nippes, der sich auf den Regalen tummelt und allenfalls als Staubfänger taugt?

Die Energiestaubsauger in menschlicher Gestalt sind leicht auszumachen. Und genauso ist es mit den Staubfängern zu Hause. Sehen Sie sich einfach mal in Ihrer Wohnung um. Überall, an jeder Ecke, bleibt der Blick an einem Ding hängen.

Der Keller ist proppenvoll mit Kram, den man – zugegeben! – vielleicht mal wieder brauchen könnte. Oder auch nicht. Müssen Sie wirklich alle Schrauben aufheben, die irgendwann einmal den Weg in Ihren Haushalt gefunden haben? Wäre es nicht einfacher, sich von dem Krempel zu trennen und dann, wenn man tatsächlich eine Schraube braucht, diese für ein paar Cent im Baumarkt zu kaufen?

Machen Sie mal eine kleine Zeitreise. Zurück an jenen Tag, als sie in diese Wohnung eingezogen sind. Gehen Sie im Geiste durch die noch leeren Räume. Lauschen Sie den Geräuschen. Und spüren Sie die Hoffnungen, die Träume, die Sie damals hatten. Womit wollten Sie Ihr Zuhause füllen? Und nun stellen Sie sich vor, dass Sie nur einen kleinen Lkw haben, um Ihre Möbel zu transportieren. Was müsste wirklich mit? Was benötigen Sie tatsächlich?

Oder tricksen Sie sich aus: Stellen Sie sich vor, dass Sie in eine Wohnung umziehen, die mindestens ein Zimmer weniger hat als die jetzige. Wovon könnten Sie sich trennen?

Von vielem.

Warum tun Sie es dann nicht?

Weil es ein ganzer Berg ist an Dingen und Kram. Weil es so unsagbar viel zu sein scheint. Nun, Sie müssen ja nicht an einem einzigen Tag das ganze Haus entrümpeln. Beginnen Sie mit einer kleinen Schublade. Und machen Sie nicht den Fehler, den ganzen Schrank auszuräumen, wenn Sie ans Ausmisten gehen, sonst werden Sie schnell von all den Dingen erschlagen, die sich mit einem Mal auf dem Tisch oder Boden türmen. Gehen Sie Regal für Regal vor, dann ist es auch nicht so tragisch, wenn Sie keine Lust oder Energie mehr haben. So müssen Sie nicht tagelang den unbearbeiteten Berg anstarren, sondern können einfach die Tür schließen.

Mit jedem Ding, von dem ich mich getrennt habe, wurde ich ein bisschen leichter. Zugegeben, es fällt mir nicht leicht, mich von Sachen zu trennen, die einmal viel Geld gekostet haben.

Ich trickse mich dann selbst aus und arbeite mit drei Kartons.

Nummer eins für Kram, der definitiv in die Mülltonne kann.

Nummer zwei für Sachen, von denen ich nicht weiß, ob ich mich wirklich von ihnen verabschieden kann. Dieser Karton kommt erst einmal in den Keller und wenn ich nach sechs Monaten nichts daraus vermisst habe, dann werde ich es niemals vermissen.

Nummer drei schließlich für Dinge, von denen ich meine, dass andere Leute noch Bedarf dafür haben könnten. Diese Kisten lagern ebenfalls im Keller und sind freigegeben für jeden, der darin wühlen mag. Was dann übrig bleibt, landet ebenfalls im Müll. Oder in der hiesigen Kleiderkammer, die neben guten gebrauchten Anziehsachen auch Haushaltswaren an Bedürftige verkauft.

Das ist schwer? Ja. Denn wir sind nun einmal Jäger und Sammler. Und Sie sollen ja auch nicht wie ein Asket wohnen. Richten Sie sich so ein, dass es gemütlich ist, ohne Sie zu erschlagen. Schnell werden Sie merken, dass der abgeworfene Ballast das Leben und vor allem die Seele leichter macht. Gut auf den Punkt gebracht hat das Andreas Altmann, der schrieb: »*Meine Wohnung ist keine Wärmstube. Jedes Ding, das hinein will, muss sich fragen lassen: Macht es aus mir einen sinnlicheren Zeitgenossen?, einen geduldigeren?, einen mutigeren?*«

Mein Tipp

Ihr Leben ist voll und reich genug. Das braucht keinen Krimskrams. Misten Sie aus, trennen Sie sich von Unnützem!

24.

Schiffchen versenken

Mit knurrendem Magen schleppt Herr Sapiens sich durch den Wald. Dürre Äste knacken unter seinen nackten Füßen. Die Zunge fühlt sich ledern an. Das Rumoren in seinem Bauch wird von Schritt zu Schritt lauter. Wind kommt auf, fährt durch die Wipfel der Bäume. Ein Regen aus trockenem Laub schwebt durch die kühler werdende Luft.

Der Jäger pustet ein Blatt weg, das sich in seinem Bart verfangen hat. Eine kleine Dampfwolke steigt aus seinem Mund. Es wird Herbst. Die Sonne steht schon tief, als er mit zitternden Knien und knurrendem Magen die kleine Anhöhe erreicht, auf der die Sippe das Lager aufgeschlagen hat.

Die Steine auf dem Boden verschwimmen in der grauen Dämmerung vor seinen Augen und er schreit laut auf, als er an etwas Weiches stößt. Vorsichtig bückt er sich, tastet mit den Händen auf dem Boden. Er fühlt ein Fell, verfilzt und zerrissen. Eine zerbrochene Schale aus grobem Holz. Brummend betastet er die Dinge, die vor der Höhle liegen. Hinter ihm ertönt ein schallendes Lachen. Er dreht sich um und blickt in das vor Vergnügen völlig verzerrte Gesicht seines Weibes.

Sie war es, die die alten Sachen aus der Höhle geworfen hat. Fragend sieht er sie an, doch Frau Sapiens nimmt ihn wortlos an der Hand, zieht ihn in die warme Höhle, auf das Fell, das neben dem sanft glimmenden Feuer auf dem Steinboden liegt. Gemeinsam naschen sie die süßen Herbstbeeren und kuscheln sich eng aneinander. Der Winter kann kommen. Die Höhle ist bereit, alles Unnütze weggeworfen. Jetzt will Herr Sapiens nur eines. In der befreiten Höhle sein. Nur er, seine Frau und gutes Essen …

Lassen wir unser Pärchen allein. Wer weiß, was in dieser Nacht geschah? Auf jeden Fall ist wenig Ballast in der Höhle der beiden. Sie gehen ohne überflüssigen Kram in eine lange Winterpause. Voller Ruhe und Wärme – die mühsamen Tage der Jagd und des Sammelns von Beeren und Wurzeln sind vorbei. Ruhe kehrt ein und Zufriedenheit.

Wäre es nicht schön, wenn wir einfach Winterschlaf machen könnten, um unsere Panik zu vergessen? Wäre es nicht gut, wenn wir unseren seelischen Ballast vor die Höhle werfen könnten? Ja, das wäre es.

Und ja, das ist möglich: Spielen Sie mit mir Schiffe versenken!

Die Idee zu diesem Spiel kommt von einer lieben Freundin aus der Selbsthilfegruppe. Sie hatte uns davon erzählt, wie sie ihre Sorgen und Ängste loslassen konnte – und gemeinsam machte sich unsere ganze Gruppe am 19. Juni 2007 auf ins Donautal.

Warum ich dieses Datum so genau weiß?

Weil es so etwas wie der »Jahrestag« meiner Panikattacken war – denn am 19. Juni 2006 war ich endlich so weit, dass ich mich zum Arzt schleppen und sagen konnte: »Ich gebe es zu: Ich habe Panikattacken.« Es war also jener Tag, an dem mein neues, besseres (!) Leben begann.

Jeder aus unserer Gruppe hatte einen Brief an seine Krankheit geschrieben. Die einen rechneten mit ihrer Depression und dem tiefen schwarzen Loch ab, beschworen das Licht am Ende des Tunnels. Die anderen verabschiedeten sich von einem Dutzend ihrer Ängste, schickten die Angst vor Menschenmengen, engen Aufzügen oder dem Alleinsein auf die Reise.

Auch ich hatte einen Brief an meine Panik geschrieben.

Eine Rückschau auf all das, was ich in diesem harten, erschreckenden Jahr erlebt und gelernt hatte. Schon beim Schreiben zu Hause, allein an meinem Schreibtisch, wurde mir leicht ums Herz. Jedes Wort, das aus dem Füller kam, machte meine Seele ein wenig leichter. Nach zwei Stunden war ich komplett erschöpft – aber glücklich. Ich hatte meiner Panik all das gesagt, was in jenem Augenblick wichtig war. Und ich hatte es sogar geschafft, mich bei ihr zu bedanken für all das Gute, das ich durch sie gelernt hatte (dazu mehr im nächsten Kapitel).

Mit diesen Briefen begaben wir uns vom Parkplatz aus auf eine kleine Wanderung, vorbei an sonnenbeschienenen Wiesen und Feldern, auf denen der Weizen vom Wind gestreichelt wurde. Kaum einer sagte ein Wort, bis wir an einem kleinen Bach ankamen, welcher einige hundert Meter weiter in der Donau mündet.

Wir standen lange schweigend am Wasser und sahen zu, wie winzige Strudel an den flach gewaschenen Steinen tanzten. Schließlich nahm der Erste von uns seinen Brief, faltete ein Schiffchen daraus, kletterte das kurze Stück Ufer zum Bach hinunter und setzte sein Schiffchen ins Wasser.

Das Papier begann zu trudeln, drehte sich im Kreis, schwamm zwei, drei Meter, blieb an einem Stein hängen. Dann drehte es sich noch einmal und wurde von der Strömung um die Biegung getragen.

Ich werde nie vergessen, wie unser Freund gestrahlt hat, als er seine Sorgen davonschwimmen sah, und wie leichtfüßig er zurück auf die Wiese kam.

Nach und nach kletterten wir alle hinunter zum Bächlein. Schiffchen um Schiffchen ging auf die Reise. Als meines an der Reihe war, schossen mir Tränen in die Augen – vor Freude. Es war eine so unglaubliche Leichtigkeit, die ich auf einmal verspürte. Ich sah, wie die Tinte verschwamm, als das Papierschiff um die Steine herum getrieben wurde, und es fühlte sich an, als würde das Wasser des kleinen Baches meine Seele reinwaschen. Klingt unglaublich kitschig, tat aber unwahrscheinlich gut! Meine Sorgen verschwanden um die Biegung. Und sind bis heute nicht wieder aufgetaucht. Jene Ängste, von denen ich mich an diesem Jahrestag verabschiedet hatte, sind verschwunden. Weggespült vom Fluss des Lebens. Herrlich!

Am Ende dieses Tages sind wir alle zusammen essen gegangen. Wir hatten einen Bärenhunger und es war der wohl lustigste, weil befreiendste Abend, den wir je gemeinsam verbracht haben.

Sie müssen ja nicht zu einem Fluss fahren, wenn das für Sie zu umständlich ist. Sie können den Brief an Ihre Panik auch verbrennen. In kleine Schnipsel reißen. In einer kleinen Truhe fest verschließen.

Hauptsache ist, dass Sie sich Zeit nehmen für ein paar Worte an Ihre Panik. Nennen Sie sie beim Namen. Schimpfen Sie auf sie. Werden Sie wütend. Oder bedanken Sie sich für all das Positive, was Sie trotzdem erfahren haben.

Und dann lassen Sie Ihre Worte los. Egal wie.

Sie werden merken, wie leicht Sie sich auf einmal fühlen. Denn Sie haben einen großen Teil Ihrer Angst abgehakt. Versenkt. Auf eine Reise geschickt. Ohne Wiederkehr. Schiff ahoi!

Mein Tipp

Beenden Sie die »Beziehung« zu Ihrer Panik ganz bewusst. Machen Sie Schluss mit ihr. Mit einem Brief, einer gesalzenen Ansage, einem Abschiedsbild. Eben so, wie Sie einen lästigen Liebhaber in die Wüste schicken würden.

25.

Der Panik danken

Eine graue Wolke schiebt sich vor die Sonne. Die Jäger atmen auf, als Wind aufkommt und ihre schweißnassen Gesichter trocknet. Geduckt hocken sie hinter Felsen und beobachten starr das dichte Buschwerk. Das Keuchen und Röcheln des Mammuts dringt durch den Wald. Den ganzen Tag über haben sie das große Tier gejagt, drei Dutzend Speere stecken im dichten Fell des Mammuts. Blut sickert auf den Boden und dort, wo das getroffene Tier in seiner Todesangst durch den Wald gerast ist, hat es eine breite Schneise ins Unterholz geschlagen.

Den Jägern bleibt jetzt nichts weiter, als zu warten. Der Rangälteste hockt sich seufzend auf das dürre Gras und lehnt seinen schmerzenden Rücken gegen den Felsen. Er schmatzt wohlig, als er die Wärme des von der Sonne aufgeheizten Steines spürt. Seine Oberarme pochen, die Muskeln schmerzen von den zahllosen Speerwürfen. Träge schließt er die Augen und wartet. Auf den letzten Atemzug des Mammuts. Auf den Moment, wenn er sein vor vielen Monden aus Stein gehauenes Messer in das Fleisch stoßen und sich dann den Mund mit nahrhaftem Fleisch vollstopfen kann. Das ist der

Moment, für den er lebt. Für den er wunde Füße und geschundene Muskeln auf sich nimmt. Für den er friert, für den er Todesängste aussteht. Bald wird er satt sein. Satt und zufrieden …

Zugegeben: Wer mitten in einer akuten Panikphase steckt, der kann sich kaum vorstellen, je wieder zufrieden zu sein.

Die Gedanken kreisen einzig und allein um das nackte Überleben. Habe ich gerade einen Herzinfarkt? Sind das Anzeichen eines Schlaganfalles? Wird das Dach über mir zusammenstürzen? Wird die Menschenmenge im voll besetzten Theatersaal mich zerquetschen?

Aber ich verspreche Ihnen: Sie werden das Leben wieder genießen! Und zwar mehr und intensiver als vor Ihrer Erkrankung.

Panikattacken sind hervorragend therapierbar.

Die Erkrankung zwingt Sie dazu, Ihr Leben zu ändern, und Besserung tritt genau dann ein, wenn Sie so leben, wie es Ihnen wirklich guttut.

Sie werden ein neues Körpergefühl entwickeln. Mit Ihrer Zeit anders umgehen. Das, was Sie stresst, so gut es geht abschalten. Sich von Menschen trennen, die nur Ihre Energie saugen.

Vieles wird Ihnen am Anfang unsinnig vorkommen. Das Licht am Ende des Tunnels scheint weit weg und was Ihnen Ihr Therapeut sagt, klingt in Ihren Augen zum Teil kindisch. Aber lassen Sie sich darauf ein. Und dann kommen auch Sie zu dem Punkt, an dem Sie wie ich sagen können:

»Danke, liebe Panik!«

Auch wenn es ein wenig zu pathetisch klingen mag: Ich bin davon überzeugt, dass die Panik mir (und sehr vielen Mitpatienten) das Leben gerettet hat. Vielleicht nicht unmittelbar, aber langfristig betrachtet doch wohl. Mein Hausarzt brachte es einmal auf den Punkt: »Sehen Sie es mal so: Die einen bekommen einen Herzinfarkt, Sie werden von Panikattacken vorgewarnt.« Und diese Warnung galt all den Dingen in meinem Leben, die zu viel waren.

Zu viel an Stress, zu viel an Arbeit, zu viel an durchgearbeiteten Nächten, zu viel an Bekannten, die nichts zurückgeben, zu viel an Aufgaben, die auch andere erledigen können.

Ich erinnere mich an einen Sommertag, ganz zu Beginn meiner akuten Phase. Den ganzen Vormittag, während die Kinder aus dem Haus waren, hatte ich heulend und zitternd in Todesangst auf dem Sofa verbracht. Es war ein drückend schwüler Tag, mir war schwindelig, ich schwitzte und dann diese Angst. Diese unbeschreibliche Angst. Am frühen Nachmittag kam Wind auf und ich hörte, wie dicke Tropfen gegen das Fenster platschten.

Irgendwie schaffte ich es, mich aufzurappeln und ans Fenster zu treten. Und dann geschah es von ganz allein: Ich habe die Terrassentür aufgerissen, bin – noch im Schlafanzug und barfuß – auf die Wiese gerannt und habe beide Arme in den Himmel gestreckt. Der kühle Regen platschte mir ins Gesicht, lief in meinen Pyjama, machte meine Haare nass. Und ich habe gelacht. Gelacht und gelacht. Vor Glück und Lebensfreude.

Es war, als habe mich etwas reingewaschen. So intensiv hatte ich mich seit Jahren nicht mehr selbst wahrgenommen. Die Natur. Mein Lachen, die nassen Füße, die trommelnden Regentropfen.

Es gab und gibt noch viele solcher Situationen, in denen ich mich frei und leicht fühle.

Dann zum Beispiel, wenn ich es schaffe, Nein! zu sagen. Wenn ich einen ganzen Nachmittag lang nur mit meinen Kindern spiele. Auf dem Sofa liege und ein gutes Buch lese. Musik höre, Opern oder spanische Gitarrenmusik am liebsten. Und zwar mitten unter der Woche. Ohne schlechtes Gewissen, weil dies und jenes getan werden müsste.

Je offener ich mit meiner Erkrankung umgehe, desto weniger Druck verspüre ich. Zu Beginn habe ich noch behauptet, ich hätte einen Hörsturz, sei müde oder überarbeitet. Jetzt lüge ich nicht mehr.

Viele Patienten, die ich kenne, haben Angst davor, offen zu ihrer Erkrankung zu stehen. Zum Teil sind diese Ängste berechtigt, denn wer fest angestellt ist und sich Tag für Tag gegen Kollegen behaupten muss, der läuft sicher leicht Gefahr, gemobbt zu werden. Im Privaten aber zahlt sich die Offenheit aus.

Die Menschen beginnen, Fragen zu stellen. Sind interessiert. Und nicht selten kommt vom Gegenüber der Satz: »Mensch, das hab ich auch.« Ich bin erstaunt, wie vielen Bekannten, denen ich von meinen Panikattacken erzählt habe, es so geht wie mir. Manche haben die Panik bereits besiegt, anderen wiederum kann ich mit meinen Erfahrungen weiterhelfen.

Und gemeinsam beginnen wir, ein neues Stück des Weges zu gehen.

Denn nur durch meine Panikattacken bin ich in Situationen geraten, in denen ich neue Menschen auf eine ganz ehrliche Weise kennenlernen durfte.

Das beste Beispiel ist meine Selbsthilfegruppe. Hier sind wir ehrlich zueinander und diese schonungslose Offenheit ist eine stabile Basis für Vertrauen und echte Freundschaften.

Sicher, viele können mit psychischen Erkrankungen nicht umgehen. Haben Angst, dass es – kein Witz! – ansteckend sein könnte, oder denken schlicht, man habe einen an der Klatsche, sei irre, nicht ganz dicht. Na und? Sollen sie das denken, ich denke mir meinen Teil. Nämlich: Die einen kennen mich und die anderen können mich.

Die Panik zwingt uns dazu, unser Leben neu zu betrachten. Ballast abzuwerfen, Neues zu beginnen. Die Panik ist ein Freund. Vielleicht der ehrlichste, den wir jemals finden werden.

Mein Tipp

Alles hat sein Gutes. Auch eine Panikerkrankung. Freuen Sie sich auf Ihr neues Leben, das genau in diesem Moment beginnt!

Ihr persönlicher Brief an Ihre Panik

Liebe Panik,

ich danke Dir für ...

Anhang für den Anhang

Nicht nur der Patient ist krank. Auch das Umfeld leidet. Angehörige, Freunde und Kollegen sind von der Panikstörung ebenfalls betroffen. Oft stehen sie hilflos daneben, wenn die Ehefrau, der Partner oder die Freundin von einer akuten Panikattacke heimgesucht wird. Was soll ich tun? Was mache ich falsch? Liegt es an mir?

Die letzte Frage kann ich mit einem klaren Nein beantworten: Sie sind unter Garantie nicht der Auslöser für die Panikattacke. Wohl aber kann es sein, dass Sie – unbewusst oder weil Sie »das Falsche« tun – die Panik verstärken.

Als Angehöriger eines Erkrankten fühlen Sie sich in vielen Momenten hilf- und ratlos. Deshalb hier ein kleiner Anhang für den Anhang von Panikpatienten.

Machen Sie die Angst schlimmer?

Wer einen an Panikstörung erkrankten Partner oder Freund hat, der ist versucht, alles zu tun, um dem Patienten die Angst zu nehmen. Das ist falsch! Denn damit bekommt die Panik nur noch mehr Raum.

Ein Beispiel für angstverstärkendes Verhalten des »Co-Kranken«: Sie haben sich abends mit Freunden verabredet. Ihre kranker Partner aber hat Angst, allein zu Hause zu sein. Sie sagen den Freunden ab und verbringen den Abend zu Hause ... und das ist falsch. Denn wenn Sie nachgeben, bestätigen Sie, dass es anscheinend einen Grund gibt, vor dem Ihr Partner oder Ihre Partnerin sich fürchten müsste. Automatisch wird die Angst größer.

Gerade in langen Partnerschaften schleicht sich die Gewohnheit ein und manchmal ist es auch die Gewohnheit, dass ein Partner »der Starke« ist, der andere »der Schwache«. Ist das bei Ihnen so? Meinen Sie, in allen Lagen für Ihren Partner da sein zu müssen? Genießen Sie es – wenn auch nur unterbewusst –, dass Ihr Mann oder Ihre Frau von Ihnen »abhängig« ist?

Lassen Sie den Patienten los.

Auch wenn er selbst es nicht glaubt, die Heilung und die Kraft dazu liegt ganz in ihm selbst.

Keine Bange: Ihr ängstlicher, panischer Partner wird sich zwar verändern. Aber die Beziehung kann wachsen, wenn Sie gemeinsam den Weg der Heilung gehen. Dazu kann auch gehören, dass Sie in Teilen an der Therapie teilnehmen und lernen, wie Sie unbewusst dazu beitragen, die Ängste zu verstärken.

Wie wäre das Leben mit einem gesunden Partner?

Oft schwelen Ängste über Jahre und prägen so das Gesicht einer Beziehung. Die Panik und das Verhalten des Partners werden zu lieb gewonnenen Schrullen. Sie kennen die Beziehung irgendwann gar nicht mehr anders. Es ist bequem, sich in diesem bekannten Nest einzurichten, in dem man die Reaktionen des Partners genau kennt.

Aber wäre es nicht wundervoll, eine gesunde Frau, einen gesunden Mann zu haben? Stellen Sie sich vor, wie Ihr gemeinsames Leben sich verändert, wenn die Panik kleiner und kleiner wird: Sie werden (wieder) ausgehen, (wieder) Freunde besuchen, (wieder) Reisen machen. Vielleicht krempelt Ihr Partner sein Leben komplett um, will (wieder) arbeiten. Sucht und findet neue Hobbys. Ein ganz »normales« Leben also.

Manchmal ist es so, dass der gesunde Partner Angst vor der Veränderung hat. Könnten Sie damit umgehen, dass Ihre Partnerin stark und unabhängig wird? Haben Sie Angst davor, dass ein gesunder Partner Konflikte in der Beziehung aufdeckt? Dass es zum Streit kommt?

Falls ja, dann kann es sein, dass Sie, ohne dass Sie es merken, die Heilung Ihres Partners verzögern wollen. Aber haben Sie Mut, lassen Sie Ihren Partner wachsen. Das ist ein Beweis Ihrer Liebe und Ihres Vertrauens. Und es wird Sie, Ihren Partner und vor allem die Beziehung stark machen.

Trauen Sie sich!

Kein falsches Duzidada!

Ihr Partner ist kein hilfloser Säugling, den Sie in Watte packen müssen. Je mehr »Duzidada« Sie den Ängsten geben, desto hilfloser und kleiner wird Ihr Partner sich fühlen – und umso größer wird seine Angst. Machen Sie Ihrem Partner oder Ihrer Partnerin klar, dass die Panik eine Krankheit ist. Und dass auch diese, wie jede Erkrankung, therapierbar ist. Heilbar. Ihr Partner wird vielleicht nicht in der Lage sein, selbst nach entsprechenden Hilfsangeboten zu suchen. Zeigen Sie ihm auf, was er alles tun kann, angefangen mit Adressen von Therapeuten in Ihrer Region bis hin zu Selbsthilfegruppen, Literatur zum Thema oder eventuell dem Aufenthalt in einer Klinik.

Aber seien Sie nicht enttäuscht oder böse, wenn Ihr Partner nicht jedes Angebot mit Kusshand annimmt: Nur er allein kann entscheiden, was ihm guttut. Versuchen Sie mal, die Panik als böse Schwiegermutter zu betrachten. Die würden Sie doch auch nicht ins Haus lassen, nicht auf Ausflüge oder in den Urlaub mitnehmen? Eben.

Und genau das sollten Sie mit der Panik tun.

Wenn Ihr Partner oder Ihre Partnerin Stunde um Stunde um sich selbst kreist und wieder und wieder über seine oder ihre im Moment akute Angst spricht – überhören Sie das. Wechseln Sie das Thema oder machen Sie einen Witz über die Panik. Mein Mann ist darin ein wahrer Meister und je weniger er mir zugehört hat, je mehr Heiterkeit er der Erkrankung entgegengebracht hat, desto gesünder wurde ich.

In unserem Fall nahm das durchaus auch makabere Züge an (was nicht für jeden gut sein muss, Humor ist schließlich Geschmackssache). Ein typischer Panikdialog bei uns war zum Beispiel:

Ich: »Ich kann nicht durch den Tunnel fahren.«

Er: »Ich schon.«

Ich: »Wir könnten doch den Pass fahren, die Aussicht ist viel schöner.«

Er: »Das kostet uns aber zwei Stunden.«

Ich: »Und wenn der Tunnel einstürzt? Oder wir mitten in der Röhre einen Unfall haben?« An dieser Stelle schnappte ich nach Luft und war den Tränen nahe.

Er: »Wir können auch in die Schlucht rasen.«

Ich: »Das ist nicht witzig!«

Er: »Gut, dann stirbst du jetzt im Tunnel, was soll ich auf deinen Grabstein meißeln lassen?«

Ich: »Spinnst du?«

Er: »Wie wäre es mit ›Hier ruht Silke, gegrillt wie ein Hähnchen in der Röhre‹?«

Ich hätte mich in diesem Moment am liebsten scheiden lassen.

Natürlich habe ich die Fahrt durch den Gotthardtunnel überlebt. Zwar mit Schweißausbrüchen und Herzrasen, aber auch mit Atemübungen und Jacobson.

Und mit dem Grinsen meines Mannes an meiner Seite, das mir gezeigt hat, wie unsinnig meine Angst war.

Auch mein Therapeut hat auf diese Weise mit mir gesprochen. Wenn es darum ging, einen neuen Termin zu vereinbaren, dann sagte er Sätze wie: »Dann sehen wir uns nächste Woche und wenn Sie in der Zwischenzeit von einem Ziegelstein erschlagen werden, dann lese ich das ja in der Zeitung.« Oder, als ich ihn einmal anrief, weil ich dachte, die Panik bringt mich auf der Stelle um: »Haben Sie einen letzten Wunsch?« Klingt makaber, hat aber geholfen.

Also lassen Sie Ihren Partner los.

Was immer er allein tun kann, lassen Sie es ihn allein tun. Sie müssen ihn oder sie nicht in den Supermarkt begleiten, müssen nicht immer derjenige sein, der am Steuer sitzt. Wenn es sein muss, dann »zwingen« Sie Ihren Partner, Ihre Partnerin dazu, selbst zu fahren.

Mit jedem kleinen Erfolg schrumpft die Panik, das Selbstbewusstsein kehrt zurück. Ich erinnere mich noch sehr genau an den Tag, als ich nach Monaten wieder selbst hinter dem Steuer saß. Erst hatte ich Panik, aber nach ein paar Kilometern war die Freude so groß, dass ich das Radio bis zum Anschlag aufgedreht und laut mitgesungen habe: Ich hatte mir ein Stück Leben zurückerobert!

Natürlich müssen Sie Ihren Partner nicht überall allein hineinschubsen.

Sie können auch gemeinsam üben, aber eben nur bis zu einem gewissen Punkt. Die ersten drei, vier Fahrten mit dem Aufzug können Sie zusammen machen. Dann aber sollten sie aussteigen und Ihren Partner oder Ihre Partnerin allein im Lift fahren lassen. Oder im Supermarkt: Gehen Sie gemeinsam durch die Gänge, suchen Sie die Waren zusammen aus. An der Kasse aber können Sie ihn oder sie allein lassen – warten Sie vor dem Eingang.

Und beim nächsten Mal wird Ihr Mann, wird Ihre Frau es schaffen, allein die Nudeln, Bananen und Zwiebeln zu kaufen. Sie sind da. Aber nur bis zu einem gewissen Punkt. Erzwingen sollten Sie es aber nicht.

Wenn Ihr Partner Angst vor Spinnen hat, dann wäre es grottenfalsch, ihm die nächstbeste Kellerspinne auf den Kopf zu setzen und davon auszugehen, dass er das schon aushalten wird. Vielmehr sollten Sie fragen, was Ihr Partner als Nächstes schaffen will, und ihm dann dabei helfen. Wahrscheinlich wird er – oder sie – erst einmal versuchen, den Anblick der Spinne so lange wie möglich auszuhalten. Wenn Ihr Partner dann aber nach ein paar Minuten nicht mehr kann oder will, ist das in Ordnung. Seien Sie der Held und machen Sie die Spinne weg. Irgendwann wird Ihr Partner so weit sein und selbst zur Klatsche greifen.

Und was tun, wenn eine akute Panik kommt? Klar: kein Duzidada. »Zwingen« Sie Ihren Partner oder Ihre Partnerin, in der Situation zu bleiben. Fragen Sie nicht übermäßig nach dem aktuellen Befinden, sondern lenken Sie ihn oder sie ab. Suchen Sie ein anderes Thema. Bleiben Sie normal, ignorieren Sie die Panik. Denn wenn Ihr Partner Angst hat und dieser Angst nachgibt, dann wird die Panik beim nächsten Mal, wenn er in der gleichen Situation ist, nur noch größer. Denken Sie daran: Eine akute Panikattacke dauert selten länger als zwanzig Minuten. Stehen Sie diese zwanzig Minuten gemeinsam durch – und freuen Sie sich danach, dass der Kinosaal nicht abgebrannt, der Aufzug nicht stecken geblieben oder der Tunnel nicht eingestürzt ist.

Feiern Sie diesen Teilerfolg!

Was die anderen sagen

»Was die anderen machen ist mir egal«, pflegte meine Mutter zu sagen, wenn ich mal wieder damit ankam, dass alle, nur ich nicht eine neue Hose bekommen hatten oder bis um 23 Uhr in der Disko bleiben durften. Und genau so, wie meine Mutter, sollten Sie es auch halten.

Ein Versteckspiel mit der Krankheit des Partners ist anstrengend und kostet Sie wertvolle Energie, die Sie besser zum Gesundwerden Ihres Partners einsetzen. Gehen Sie offen mit der Krankheit um, denn nichts anderes ist eine Panik- oder Angststörung: eine Krankheit! Stehen Sie voll und ganz zu Ihrem Partner, Ihrer Partnerin. Egal, was Freunde, Bekannte oder Kollegen sagen. Denn einen Ehepartner, der an Rheuma oder Krebs erkrankt ist, würden Sie auch nicht verstecken, oder?!

Heilung ist möglich. Und die beste Medizin sind Sie. Ihre Liebe, Ihre Zuversicht und Ihr Vertrauen in die Selbstheilungskraft Ihres Partners oder Ihrer Partnerin.

Dann werden Sie beide bald einen Grund zum Feiern haben – nämlich den, dass die Panik ausgestorben ist wie das Mammut.

Mein Tipp

Paniker sind weder bekloppt noch ansteckend. Sie brauchen Hilfe – Ihre, liebe Angehörige und Freunde.

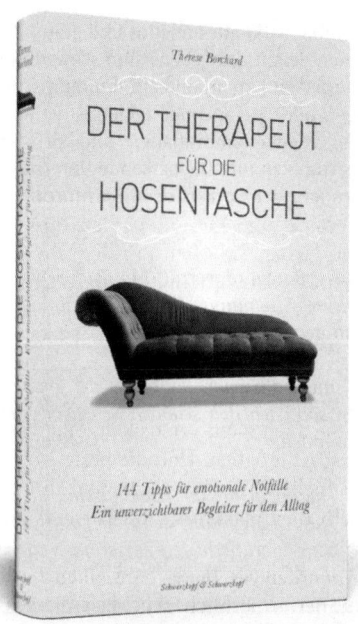

DER THERAPEUT FÜR DIE HOSENTASCHE
144 Tipps für emotionale Notfälle
Ein unverzichtbarer Begleiter für den Alltag
Von Therese Borchard
168 Seiten, Hardcover mit Schutzumschlag
ISBN 978-3-86265-042-2 | 10,00 Euro

Der Therapeut für die Hosentasche

Manchmal wirkt alles trostlos und grau und die schönen Seiten des Lebens sind schwer zu entdecken. Wenn man unter Stimmungsschwankungen oder Melancholie leidet, ist es wichtig, immer wieder innezuhalten und sich selbst etwas Gutes zu tun. Die passende Unterstützung gibt es jetzt ganz praktisch in Buchform.

»Therese Borchard verrät 144 Tipps, wie man drohende Stimmungs-Desaster aufhalten und bewältigen kann.«   Madonna

»Ein unterhaltsamer Ratgeber, der dem Leser helfen soll, sich den schönen Seiten des Lebens zuzuwenden.«   Ostsee-Zeitung

»›Der Therapeut für die Hosentasche‹ ist immer dann zum Greifen nah, wenn die Couch es nicht ist – ohne moralisch den Zeigefinger zu heben oder durch zu viel Theorie einzuschläfern. Kurzweilig, in einer lockeren Sprache geschrieben und durch viel Selbstironie geprägt!«

Badisches Tagblatt

»Strategien zur Stimmungsaufhellung gesucht? ›Der Therapeut für die Hosentasche‹ hilft weiter. Don't worry, be happy!«   Fem.com

DIE AUTORIN

Silke Porath, geboren 1971, lebt mit ihrem französischen Mann in ihrer Heimatstadt Balingen das Modell »Patchworkfamilie«. Sie ist Mitglied der 42erAutoren und hat bereits mehrere Sachbücher und Romane im Schwarzkopf & Schwarzkopf Verlag veröffentlicht.

DANKE

An Cathrin Kreich für das umsichtige, kluge Lektorat.

Silke Porath
KEINE PANIK VOR DER PANIK!
Kleine Tipps gegen die große Angst
Ein persönlicher Ratgeber

ISBN 978-3-86265-113-9
© Schwarzkopf & Schwarzkopf Verlag GmbH,
Berlin 2012 | Zweite Auflage 2013
Foto der Autorin: © Christian Löwe

KATALOG

Wir senden Ihnen gern kostenlos unseren Katalog.
Schwarzkopf & Schwarzkopf Verlag GmbH
Kastanienallee 32, 10435 Berlin
Telefon: 030 – 44 33 63 00
Fax: 030 – 44 33 63 044

INTERNET & E-MAIL

www.schwarzkopf-schwarzkopf.de
info@schwarzkopf-schwarzkopf.de